EL LIBRO DE COCINA DE LA DIETA DASH PARA TODOS LOS DÍAS

100 RECETAS FRESCAS, SALUDABLES Y DELICIOSAS

VITO IMPERIAL

TABLA DE CONTENIDO

INTRODUCCIÓN

DASH significa Enfoques dietéticos para detener la hipertensión. La dieta DASH es un plan de alimentación saludable diseñado para ayudar a tratar o prevenir la presión arterial alta (hipertensión).

La dieta DASH incluye alimentos ricos en potasio, calcio y magnesio. Estos nutrientes ayudan a controlar la presión arterial. La dieta limita los alimentos con alto contenido de sodio, grasas saturadas y azúcares añadidos.

Los estudios han demostrado que la dieta DASH puede reducir la presión arterial en tan solo dos semanas. La dieta también puede reducir los niveles de colesterol de lipoproteínas de baja densidad (LDL o "malo") en la sangre. La presión arterial alta y los niveles altos de colesterol LDL son dos factores de riesgo importantes para las enfermedades cardíacas y los accidentes cerebrovasculares.

DESAYUNO

1. Granola saludable para el corazón

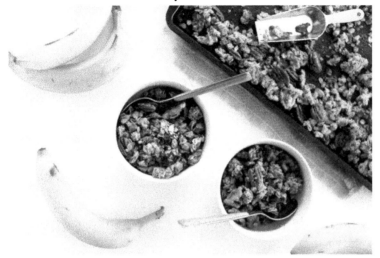

Rendimiento: 16 porciones

Ingredientes

- 3 tazas de copos de avena
- 3/4 taza de nueces, picadas en trozos grandes
- 1/2 taza de nueces pecanas, picadas
- 1 cucharada de semillas de lino molidas
- 2 cucharaditas de canela
- 1/4 taza de aceite de coco
- 1/3 taza de jarabe de arce puro
- 2 cucharaditas de extracto de vainilla
- 1 plátano maduro grande, triturado

Direcciones:

a) Precaliente el horno a 350 grados Fahrenheit. Usando papel pergamino, cubra una bandeja para hornear con borde.

b) Combine la avena, las nueces, las nueces, las semillas de lino y la canela en un plato grande para mezclar. Eliminar de la ecuación.

c) En una cacerola pequeña a fuego lento, combine el aceite de coco, el jarabe de arce y la esencia de vainilla.

d) Caliente hasta que el aceite de coco se haya derretido y los ingredientes estén bien mezclados. Retire la sartén del fuego y agregue el puré de plátano.

e) Mezcle la mezcla de plátano con la avena en un recipiente para mezclar y mezcle para combinar. Extienda la mezcla sobre la bandeja para hornear en una sola capa.

f) Precaliente el horno a 350°F y hornee durante 25-30 minutos, volteando una vez a la mitad.

g) Deje que se enfríe por completo antes de guardarlo en un recipiente hermético.

h) ¡Sirva sobre yogur o como refrigerio para llevar!

2. Horneado de desayuno de arándanos

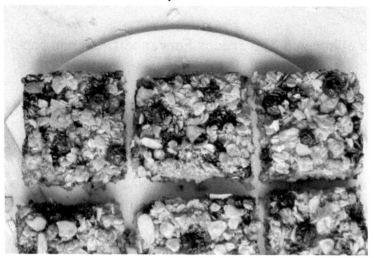

Rendimiento: 6 porciones

Ingredientes

- 6 rebanadas de pan integral, rancio o seco

- 2 huevos batidos

- 1 taza de leche sin grasa

- 1/4 taza de azúcar morena, dividida

- Ralladura de 1 limón, dividida

- 2 cucharaditas de canela, divididas

- 2 1/2 tazas de arándanos, cantidad dividida

Direcciones:

a) Precaliente el horno a 350 grados Fahrenheit. Con aceite en aerosol, engrase una bandeja para muffins de 12 tazas.

b) Cubite el pan y déjalo a un lado. Batir los huevos, la leche y el azúcar en un recipiente grande para mezclar.

c) Agrega 2 cucharadas de azúcar moreno, 1/2 cucharadita de canela y 1/2 ralladura de limón.

d) Mezcle el pan y 1 1/2 taza de arándanos en la mezcla de huevo y bata hasta que el líquido se absorba en su mayor parte. Llene los moldes para muffins hasta la mitad con la masa.

e) Combine 1 cucharada de azúcar morena y 1 cucharadita de canela en un tazón pequeño. Sobre las tazas de tostadas francesas, espolvorea la cobertura. Cocine durante 20-22 minutos, o hasta que la parte superior esté dorada y la tostada francesa esté lista.

f) Mientras tanto, ponga la 1 taza restante de arándanos, la ralladura de limón y 1 cucharada de azúcar morena en una cacerola pequeña y cocine a fuego medio-bajo durante 8-10 minutos, o hasta que suelte líquido.

g) Triture los arándanos con un machacador de papas hasta que alcancen la consistencia requerida.

h) Use la mezcla de arándanos como un jarabe para rociar sobre la tostada francesa horneada.

3. Granola crujiente de almendras

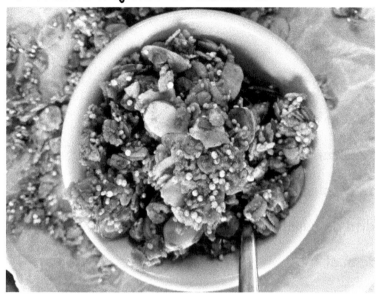

Rendimiento: 12 porciones

Ingredientes

- 1 1/2 tazas de copos de avena
- 1/4 taza de semillas de girasol crudas sin cáscara
- 1/4 taza de almendras rebanadas
- 1/4 taza de coco rallado sin azúcar
- 1 cucharadita de canela
- 1/4 taza de miel
- 2 cucharadas de aceite vegetal
- 2 cucharaditas de extracto de vainilla
- 1/4 taza de pasas

Direcciones:

a) Precaliente el horno a 325 grados Fahrenheit. Usando papel pergamino, cubra una bandeja para hornear con borde.

b) Combine la avena, las semillas de girasol, las almendras, el coco y la canela en un tazón grande para mezclar.

c) Mezcle la miel, el aceite y la vainilla hasta que estén bien combinados.

d) Extienda la masa sobre la bandeja para hornear en una sola capa. Precaliente el horno a 350°F y hornee durante 20-30 minutos, o hasta que se dore suavemente.

e) Para asegurarse de que la mezcla se cocine de manera uniforme y sin quemarse, revuélvala cada 5 a 7 minutos.

f) Saque la bandeja para hornear del horno y deje que la granola se enfríe por completo.

g) Cuando la granola se haya enfriado, agregue las pasas y sírvala como aderezo para yogur bajo en grasa, tazones para batidos o compota de frutas. ¡Disfrutar!

4. Jugo Verde

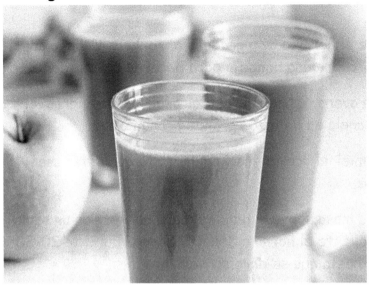

Rendimiento: 2 porciones

Ingredientes

- 3 tazas de espinacas (o col rizada)

- 2 tazas de agua

- 1/2 taza de piña, cortada en cubitos

- 1/2 plátano

- 1 cucharada de semillas de lino molidas

- 1 cucharadita de jengibre fresco rallado

- Jugo de 1/2 limón

Direcciones:

a) En una licuadora, combine todos los ingredientes y mezcle hasta que quede suave.

b) ¡Sirve de inmediato y disfruta!

5. Chocolate Caliente Saludable

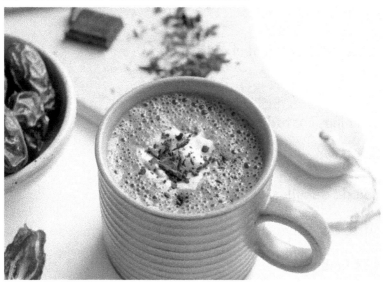

Rendimiento: 4 porciones

Ingredientes

- 4 tazas de leche descremada

- 2 cucharadas de cacao en polvo sin azúcar

- 2 cucharadas de miel

- 1 cucharadita de extracto de vainilla

Direcciones:

a) En una cacerola mediana, combine todos los ingredientes y bata constantemente a fuego medio-bajo hasta que la leche esté humeante y caliente por completo.

b) Sirve en cuatro tazas, sirve y ¡disfruta!

6. Batido azul y verde

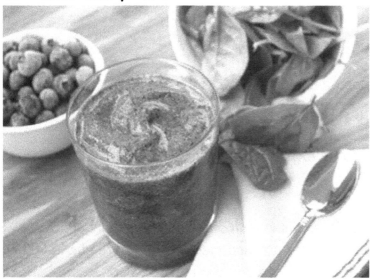

Rendimiento: 4 porciones

Ingredientes

- 1 taza de arándanos congelados

- 1 taza de espinacas tiernas frescas

- 1 plátano

- 1 taza de leche sin grasa

- 1/2 taza de jugo de naranja fortificado con calcio

- 1 cucharada de miel (opcional)

Direcciones:

a) En una licuadora, combine todos los ingredientes y mezcle hasta que quede suave.

b) ¡Servir y disfrutar!

7. Batido De Calabaza Y Especias

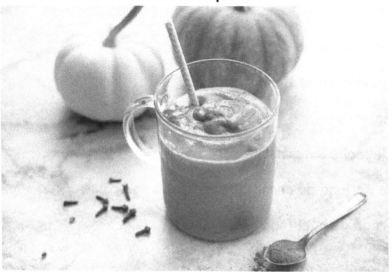

Rendimiento: 3 porciones

Ingredientes

- 1/2 taza de puré de calabaza
- 1 plátano
- 1 1/2 tazas de leche de almendras sin azúcar
- 1 taza de hielo
- 1 cucharada de miel
- 1 cucharadita de extracto de vainilla
- 1/4 cucharadita de canela
- 1/8 de cucharadita de nuez moscada

Direcciones:

a) En una licuadora, haga puré todos los ingredientes hasta que quede suave.

b) ¡Servir y disfrutar!

8. Huevos en Salsa

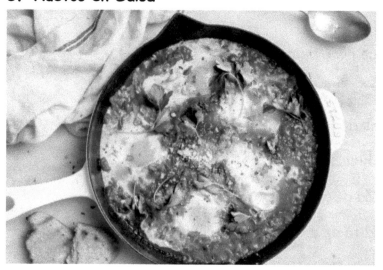

Rendimiento: 4 porciones

Ingredientes

- 1 cucharada de aceite de oliva

- 1/2 cebolla amarilla, picada

- 1 cucharada de pasta de tomate

- 3 cucharaditas de pimentón

- 3 dientes de ajo, picados

- 4 rodajas de pimiento rojo asado, cortado en cubitos

- 1 lata de 28 onzas de tomates triturados bajos en sodio

- 1/8 cucharadita de sal

- 3 tazas de espinacas frescas

- 1/4 taza de perejil fresco, picado

- 4 huevos grandes

- 2 pitas de trigo integral, tostadas

Direcciones:

a) En una sartén antiadherente grande, caliente el aceite a fuego medio.

b) Agregue las cebollas y cocine a fuego lento durante 2 minutos, o hasta que se hayan ablandado un poco. Cocine durante 30 segundos después de agregar la pasta de tomate, el pimentón y el ajo.

c) Mezcle los pimientos, los tomates y los condimentos. Reduzca el fuego a bajo después de hervir a fuego lento.

d) Cocine, revolviendo ocasionalmente, durante 30 minutos.

e) Agregue las espinacas y la mitad del perejil y revuelva para combinar. Haz cuatro pocillos en la mezcla de tomate con una cuchara de madera. Rompa un huevo en cada uno de los cuatro pocillos, cubra y cocine durante 8 minutos, o hasta que las claras de huevo estén cuajadas.

f) Como toque final, espolvorea el perejil restante por encima. Sirva con pan de pita para mojar.

9. huevos en nidos

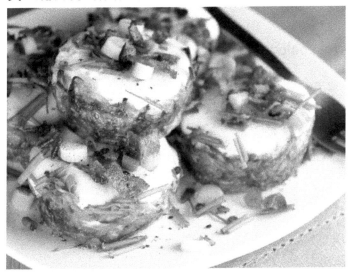

Rendimiento: 6 porciones

Ingredientes

- 1 libra de batatas, peladas y ralladas
- 2 cucharadas de aceite de oliva
- 1/4 cucharadita de sal, dividida
- 1/4 cucharadita de pimienta negra, cantidad dividida
- 12 huevos grandes

Direcciones:

a) Precaliente el horno a 400 grados Fahrenheit.

b) En una sartén grande, caliente el aceite de oliva a fuego medio-alto. sal, pimienta, batatas cortadas en cubitos

c) Cocine las papas hasta que estén blandas, unos 5-6 minutos. Retire del fuego y reserve hasta que se enfríe lo suficiente como para manipularlo.

d) En cada taza de muffin, presione 1/4 taza de papas cocidas. En el fondo y los lados del molde para muffins, presiona firmemente.

e) Cubra las papas con aceite en aerosol y hornee durante 5 a 10 minutos, o hasta que los lados estén ligeramente dorados.

f) En cada nido de camote, rompa un huevo y sazone con el 1/8 de cucharadita de sal restante y el 1/8 de cucharadita de pimienta.

g) Hornee durante 15-18 minutos, o hasta que las claras y las yemas de huevo estén cocidas al punto deseado.

10. Frittata con queso feta y verduras

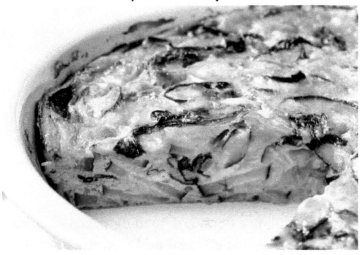

Rendimiento: 8 porciones

Ingredientes

- 1 cucharada de aceite de oliva

- 1 cebolla amarilla pequeña, cortada en cubitos

- 2 dientes de ajo, picados

- 4 tazas de acelgas, cortadas en tiras

- 8 huevos grandes

- 1/4 cucharadita de pimienta negra

- 1/2 taza de queso feta bajo en grasa, desmenuzado

- 2 cucharadas de perejil fresco, picado

Direcciones:

- Precaliente el horno a 350 grados Fahrenheit.

- A fuego medio-alto, calienta una sartén grande apta para horno. Saltee la cebolla durante 3-4 minutos, o hasta que se ablande.

- Cocine durante 3-4 minutos más, o hasta que la acelga se ablande.

- Mientras tanto, mezcle los huevos y la pimienta negra en un recipiente grande para mezclar.

- Mezcle la mezcla de verduras y cebolla con los huevos en un recipiente para mezclar. Mezcle el queso feta en la mezcla de huevo.

- Regrese la mezcla de huevo a la sartén apta para horno, revolviendo para evitar que la frittata se pegue.

- Precaliente el horno a 350°F y hornee la sartén durante 15-18 minutos, o hasta que los huevos estén listos.

- Retirar del horno, espolvorear con perejil picado y reservar durante 5 minutos antes de cortar en 8 porciones. ¡Sirve y diviértete!

11. Brulée de avena

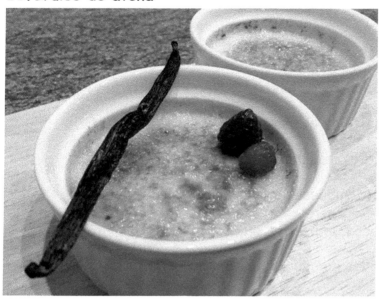

Rendimiento: 6 porciones

Ingredientes

- 3 1/4 tazas de leche sin grasa

- 2 tazas de copos de avena

- 1 cucharadita de extracto de vainilla

- 1 cucharadita de canela

- 1 taza de frambuesas o bayas de tu elección

- 2 cucharadas de nueces, picadas

- 2 cucharadas de azúcar moreno

Direcciones:

a) Lleve la leche a fuego lento en una cacerola mediana, mezcle la avena, luego reduzca el fuego a bajo y cubra durante 5 minutos, o hasta lograr la consistencia deseada.

b) Agregue la vainilla y la canela y revuelva para combinar.

c) Precaliente el horno a 350°F y forre un molde para muffins con 12 moldes de aluminio para muffins. Llena cada molde para muffins hasta la mitad con avena.

d) Refrigere durante 15-20 minutos.

e) Precaliente el horno para asar a temperatura alta una vez que se haya enfriado.

f) Cubra cada taza de avena con bayas, nueces y azúcar morena.

g) Ase a la parrilla durante 1 minuto, o hasta que estén doradas por encima. Si lo desea, cubra con más bayas.

12. Huevos diabólicos sabrosos

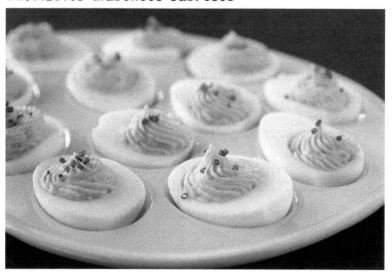

Rendimiento: 6 porciones

Ingredientes

- 6 huevos grandes

- 1 aguacate, cortado a la mitad y sin semillas

- 1/3 taza de yogur griego natural sin grasa

- Ralladura y jugo de 1 limón

- 1 cucharada de mostaza Dijon

- 1/4 cucharadita de pimienta negra

- 1 cucharada de cebollín picado

Direcciones:

- En una cacerola grande, rompa los huevos y cúbralos con agua fría.

- Llevar a ebullición, luego retirar del fuego. Espere 15 minutos para que los huevos se empapen en el agua de la sartén.

- Retire los huevos y déjelos a un lado para que se enfríen. Pelar y partir los huevos por la mitad a lo largo.

- En un procesador de alimentos, combine 3 yemas de huevo. Guarde las yemas de huevo restantes para otro propósito o deséchelas.

- En un procesador de alimentos, combine el aguacate, el yogur griego, la ralladura y el jugo de limón, la mostaza Dijon y la pimienta negra con las yemas de huevo. Mezcla todo junto hasta que esté completamente suave.

- Coloque las claras de huevo en un plato para servir y coloque la mezcla de yema de huevo en una bolsa con cierre hermético. Exprima la mezcla de yema de huevo en las claras de huevo cortando una de las esquinas inferiores.

- Espolvorea cebollino picado sobre los huevos rellenos. ¡Sirve y diviértete!

13. Panqueques De Calabaza Cubiertos

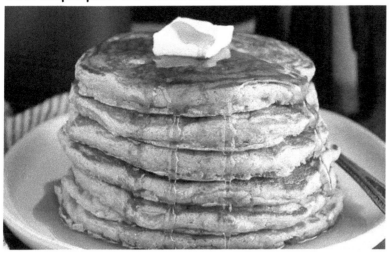

Rendimiento: 12 porciones

Ingredientes

- 1 1/2 tazas de leche sin grasa
- 1 taza de puré de calabaza en lata
- 1 huevo
- 5 cucharadas de azúcar morena, divididas
- 2 cucharadas de aceite vegetal
- 1 cucharadita de extracto de vainilla
- 1 taza de harina integral
- 1 taza de harina para todo uso
- 2 cucharadas de polvo de hornear
- 1 1/2 cucharaditas de canela, dividida
- 1 cucharadita de pimienta de Jamaica
- 1/2 cucharadita de nuez moscada
- 1/4 cucharadita de sal
- 3 manzanas, peladas y cortadas en cubitos

Direcciones:

a) Combine la leche, la calabaza, el huevo, 3 cucharadas de azúcar morena, el aceite y la vainilla en un recipiente grande para mezclar.

b) Combine la harina de trigo, la harina para todo uso, el polvo de hornear, 1 cucharadita de canela, la pimienta de Jamaica, la nuez moscada y la sal en un recipiente aparte.

c) Revuelva la mezcla de calabaza en los ingredientes secos hasta que se incorporen, teniendo cuidado de no mezclar demasiado.

d) En una cacerola pequeña, caliente 3 cucharadas de agua a fuego medio. Mezcle las manzanas cortadas en cubitos con las 2 cucharadas restantes de azúcar morena y 1/2 cucharadita de canela. Caliente durante 8-12 minutos, o hasta que las manzanas estén blandas.

e) Retira las manzanas del fuego y tritúralas con un machacador de papas o un tenedor hasta que se forme una compota de manzana gruesa. Eliminar de la ecuación.

f) Mientras tanto, cubra una sartén o plancha antiadherente con aceite en aerosol y caliéntela a fuego medio-alto.

g) Vierta 1/4 taza de masa para panqueques por panqueque en una sartén o plancha preparada.

h) Los panqueques deben cocinarse durante 2-3 minutos por lado o hasta que estén dorados.

i) ¡Sirve con la mezcla de manzana guisada encima y disfruta!

14. Tortitas De Zanahoria Y Patata

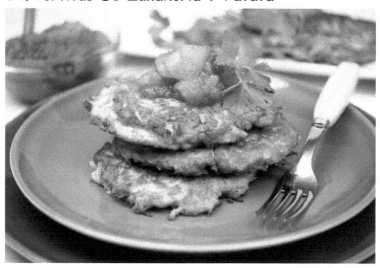

Rendimiento: 6 porciones

Ingredientes

- 2 papas rojizas grandes, peladas

- 2 zanahorias grandes, peladas

- 1 cebolla amarilla pequeña, pelada

- 4 claras de huevo, batidas

- 3 cucharadas de harina para todo uso

- 1 cucharadita de polvo de hornear

- Aceite en aerosol antiadherente

- 3/4 taza de puré de manzana sin azúcar, opcional

Direcciones:

a) Usando el lado grande de un rallador de caja, ralle las papas peladas, las zanahorias y la cebolla.

b) Exprima el exceso de agua de las verduras ralladas con una toalla de papel sobre el fregadero.

c) En un recipiente grande para mezclar, combine las verduras escurridas.

d) Combine la mezcla de patatas con las claras de huevo batidas.

e) Mezcle la harina, el polvo de hornear y la sal con la mezcla de papas.

f) Rocíe una sartén antiadherente con aceite en aerosol y caliente a fuego medio.

g) Coloque 1/4 taza de cucharadas de la mezcla de papas en la plancha, dejando un espacio de 1 pulgada entre cada panqueque. 3 minutos en el horno

h) Voltee y cocine por 3 minutos más del otro lado, o hasta que estén doradas. Repita con el resto de la mezcla de papas.

i) Atender.

15. Tazas de hash de desayuno

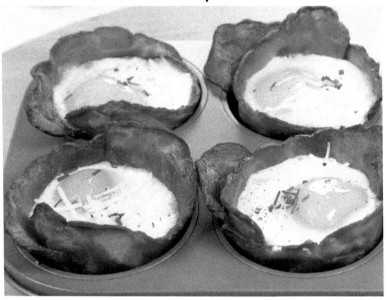

Porciones: 12

Ingredientes

- Spray para cocinar
- 3 tazas de croquetas de patata congeladas, descongeladas
- 5 rebanadas de tocino de pavo
- 1 $\frac{1}{2}$ tazas de sustituto de huevo bajo en colesterol
- 1 taza de queso cheddar rallado bajo en grasa
- 3 cucharadas de margarina sin grasa
- $\frac{1}{4}$ taza de cebolla picada
- $\frac{1}{4}$ taza de pimiento morrón picado pimienta negra

Direcciones

a) Precaliente el horno a 400 grados Fahrenheit. Permita que los hash browns alcancen la temperatura ambiente antes de usarlos. Prepara un molde para muffins con aceite en aerosol.

b) Prepara el tocino. Dejar que se enfríe antes de servir.

c) Mezcle las croquetas de patata, la sal y la pimienta. 12 moldes para muffins, divididos uniformemente

d) Hornee por 15 minutos a 400 grados o hasta que esté ligeramente dorado. Retire el plato del horno.

e) Mientras tanto, mezcle los huevos, el queso, las cebollas y el pimiento.

f) Corta el tocino y colócalo sobre la mezcla de hash brown en moldes para muffins.

g) Cucharee uniformemente la mezcla de huevo en moldes para muffins. Precaliente el horno a 350°F y hornee de 13 a 15 minutos. Atender.

16. Envoltura de bayas y almendras

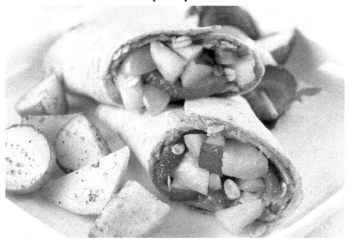

Porciones: 1

Ingredientes

- 1 tortilla, preferiblemente integral
- 2 cucharaditas de mermelada de fresa "solo fruta"
- 2 cucharadas de queso ricotta bajo en grasa
- $\frac{1}{2}$ taza de fresas frescas en rodajas
- 2 cucharadas de almendras rebanadas, tostadas

Direcciones

a) Tostar la tortilla y untar sobre ella las conservas.

b) Espolvorea queso ricotta encima.

c) Coloque con cuidado la fruta en rodajas en la parte superior.

d) Servir con almendras fileteadas por encima.

e) Enrolle firmemente de un extremo al otro.

f) Envuélvalo en papel de aluminio para que comer sea más fácil.

17. Frittata de verduras con queso

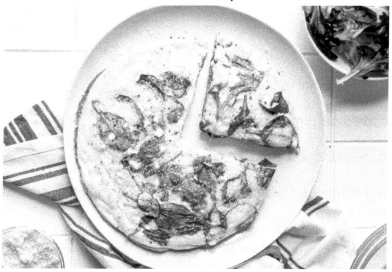

Porciones: 6

Ingredientes

- 6 huevos grandes

- 2 cucharadas de harina integral

- 1 cucharadita de pimienta negra

- 1 cebolla mediana, cortada en trozos de $\frac{1}{2}$ pulgada

- 1 taza de espinacas frescas o congeladas, cortadas en trozos de $\frac{1}{2}$ pulgada

- 1 taza de pimiento morrón rojo y/o verde, cortado en trozos de $\frac{1}{2}$ pulgada

- 1 taza de champiñones frescos, en rodajas

- 1 diente de ajo, finamente picado

- 2 cucharadas de hojas de albahaca fresca

- ⅓taza de queso mozzarella parcialmente descremado, rallado

- Spray para cocinar

Direcciones

a) Precaliente el horno (horno convencional o tostador) para asar.

b) En un recipiente grande, bata los huevos hasta que estén espumosos, luego agregue la harina de trigo integral, la pimienta negra y el polvo de hornear.

c) Cubra una sartén pesada con un mango resistente al horno con aceite en aerosol y caliéntela a fuego medio.

d) Agregue la cebolla y saltee hasta que se ablande, luego agregue las espinacas, el pimiento y los champiñones y continúe cocinando a fuego lento durante otros 2-3 minutos.

e) Cocine por 1 minuto después de agregar el ajo y la albahaca. Para evitar que las cosas se quemen, revuélvelas constantemente.

f) Vierta la mezcla de huevo en la sartén y revuelva para incluir las verduras.

g) Cocine durante 5-6 minutos, o hasta que la mezcla de huevo se haya asentado en el fondo y comience a asentarse en la parte superior.

h) Agregue el queso rallado y empújelo suavemente debajo de los huevos con el dorso de la cuchara para que no se queme en el horno.

i) Precaliente el horno para asar y hornear durante 3-4 minutos, o hasta que esté dorado y esponjoso.

j) Retirar de la sartén y cortar en 6 porciones.

18. Quinua canela con melocotones

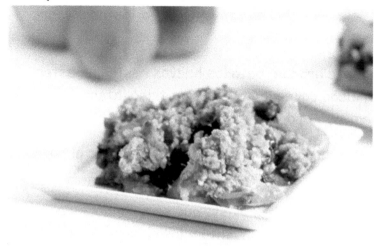

Porciones: 6

Ingredientes

- Spray para cocinar

- 2 $\frac{1}{2}$ tazas de agua

- 1 taza de quinua cruda, enjuagada, escurrida

- $\frac{1}{2}$ cucharadita de canela molida

- 1 $\frac{1}{2}$ tazas de mitad y mitad sin grasa

- $\frac{1}{4}$ de taza) de azúcar

- 1$\frac{1}{2}$ cucharaditas de extracto de vainilla

- 2 tazas de rodajas de durazno congeladas sin azúcar

- $\frac{1}{4}$ taza de nueces picadas, asadas en seco

Direcciones

a) Cubra ligeramente el interior de una olla de cocción lenta redonda u ovalada de 3 a 4 cuartos de galón con aceite en aerosol. Llene el recipiente con agua. Combine la quinua y la canela en un tazón.

b) Cocine durante 2 horas a temperatura baja o 1 hora a temperatura alta, o hasta que el agua se haya absorbido y la quinua esté suave.

c) En un recipiente aparte, mezcle la mitad y mitad, el azúcar y la esencia de vainilla hasta que el azúcar se haya disuelto justo antes de servir la quinua.

d) Sirva la quinua en tazones para servir. Agregue los duraznos encima. Combine la mitad y la mitad y viértala.

19. Desayuno lleno de fibra. muesli

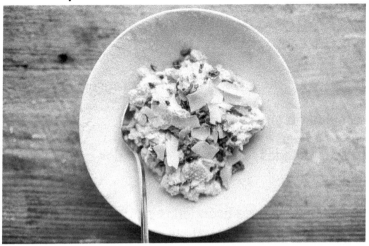

Porciones: 1

Ingredientes

- $1\frac{1}{2}$ tazas de copos de avena

- $1\frac{1}{2}$ tazas de hojuelas de salvado de trigo integral

- $\frac{1}{4}$ taza de semillas de girasol sin cáscara

- $\frac{1}{4}$ taza de nueces picadas, almendras rebanadas o cualquier otra nuez picada, sin sal

- $\frac{1}{2}$ taza de pasas O $\frac{1}{2}$ taza de arándanos secos sin azúcar leche descremada O yogur natural sin grasa para servir

Direcciones

a) Combine la avena, las hojuelas de salvado, las semillas de girasol, las almendras y las pasas en un tazón mediano o en una bolsa de almacenamiento. Para mezclar, revuelva todo junto.

b) Mantenga el muesli sobrante en un frasco hermético a temperatura ambiente hasta por 1 mes.

20. Desayuno de calabaza y avena

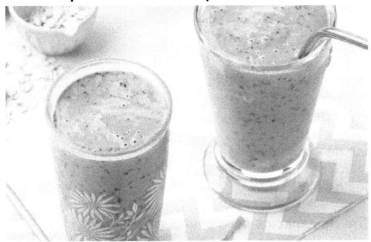

Porciones: 1

Ingredientes

- ½ taza de calabaza enlatada
- ⅓ taza de yogur natural sin grasa
- ⅓ taza de leche descremada
- 2 cucharadas de avena arrollada
- 2 cucharadas de miel
- ½ cucharadita de especias para pastel de calabaza
- 3-4 cubitos de hielo

Direcciones

a) Combine la calabaza, el yogur, la leche, la avena, la miel, las especias para pastel de calabaza y los cubitos de hielo en una licuadora.

b) Licúa durante 1 minuto o hasta que quede suave y espumoso.

c) Llena un vaso con la mezcla y sirve.

SNACKS y APERITIVOS

21. Bocaditos de brownie de frijoles negros

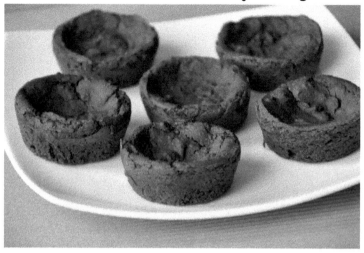

Rendimiento: 16 porciones

Ingredientes

- 3/4 taza de frijoles negros bajos en sodio, escurridos

- 1/4 taza de puré de manzana sin azúcar

- 1/4 taza de aceite de canola

- 2 claras de huevo grandes

- 1 huevo grande

- 1/2 taza de azúcar morena envasada

- 1 cucharadita de extracto de vainilla

- 1/4 taza de cacao en polvo sin azúcar

- 1/3 taza de harina de trigo integral

- 1/2 cucharadita de polvo de hornear

- 1/2 cucharadita de sal

- 1/2 taza de chispas de chocolate semidulce

Direcciones:

a) Precaliente el horno a 350 grados Fahrenheit.

b) Mezcle los frijoles negros, el puré de manzana y el aceite de canola hasta que quede suave en una licuadora. Agregue las claras de huevo, el huevo, el azúcar y la vainilla a un tazón grande para mezclar y mezcle para incorporar.

c) Combine el cacao en polvo, la harina, el polvo de hornear y la sal en un recipiente aparte.

d) Batir la mezcla de harina en la mezcla de frijoles negros hasta que la masa esté suave. Los trozos de chocolate deben doblarse.

e) Precaliente el horno a 350°F y hornee durante 20-25 minutos, o hasta que al insertar un cuchillo en el centro, éste salga limpio.

f) ¡Deje que se enfríe completamente antes de cortarlo en 16 bocados y servir!

22. Chips de col rizada crujientes

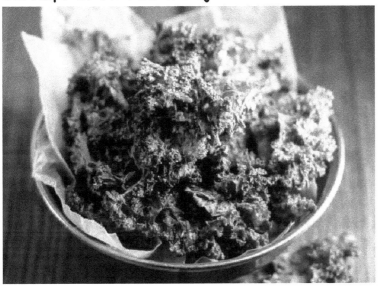

Rendimiento: 6 porciones

Ingredientes

- 1 manojo de col rizada

- 2 cucharadas de aceite de oliva

- 1/4 cucharadita de sal

Direcciones:

a) Precaliente el horno a 275 grados Fahrenheit.

b) Retire los tallos de cada hoja de col rizada y corte las hojas en trozos pequeños. Coloque en un recipiente grande para mezclar.

c) En una bandeja para hornear engrasada, mezcle la col rizada con aceite de oliva y sal.

d) Hornee durante 20 minutos, girando la col rizada a la mitad.

e) Dejar enfriar completamente antes de servir.

23. Garbanzos Asados Crujientes

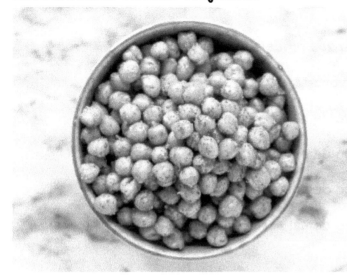

Rendimiento: 6 porciones

Ingredientes

- 1 lata de garbanzos bajos en sodio, escurridos
- 1 cucharada de aceite de oliva
- 1/4 cucharadita de cebolla en polvo
- 1/4 cucharadita de pimentón
- 1/4 cucharadita de pimienta negra
- 1/8 cucharadita de sal

Direcciones:

a) Precaliente el horno a 450 grados Fahrenheit.

b) Ponga a un lado una bandeja para hornear que ha sido engrasada.

c) Escurra y enjuague los garbanzos, luego séquelos completamente con un paño de cocina limpio o toallas de papel.

d) En un tazón grande, combine los garbanzos y los ingredientes restantes. En una bandeja para hornear engrasada, extienda los garbanzos especiados en una sola capa.

e) Asar durante 30-40 minutos, volteando cada 10 minutos, hasta que estén dorados y crujientes.

f) Los garbanzos asados se pueden servir tibios o a temperatura ambiente.

24. Palomitas de maíz en la estufa

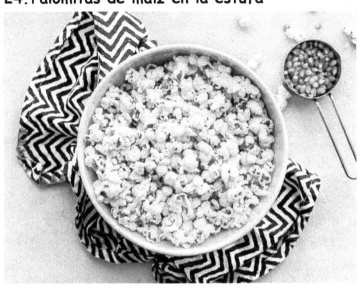

Rendimiento: 4 porciones

Ingredientes

- 2 cucharadas de aceite de oliva

- 1/2 taza de granos de palomitas de maíz

- 1/8 cucharadita de sal

Direcciones:

a) En una olla grande con una tapa que cierre bien, vierta el aceite. Agite la olla para dispersar el aceite de manera uniforme.

b) Extienda los granos de palomitas de maíz en una sola capa.

c) Reduce el fuego a bajo y tapa la olla.

d) Cocine, tapado, durante unos 5 minutos, o hasta que todos los granos se hayan reventado y no haya más sonidos de estallidos.

e) Retire las palomitas del fuego y sazone ligeramente. ¡Sirve y diviértete!

25. Mezcla de frutos secos saludable

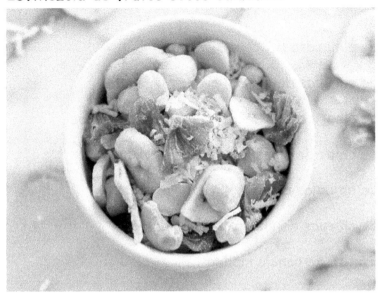

Rendimiento: 8 porciones

Ingredientes

- 1/2 taza de almendras
- 1/2 taza de semillas de girasol crudas y peladas
- 1/4 taza de albaricoques secos, cortados en cubitos
- 1/4 taza de chips de plátano deshidratado
- 1/4 taza de hojuelas de coco sin azúcar
- 1/4 taza de chispas de chocolate semidulce
- 1/4 cucharadita de canela molida
- 1/4 cucharadita de jengibre molido

Direcciones:

a) En un recipiente grande para mezclar, combine todos los ingredientes.

b) Para un refrigerio simple para llevar, divida la mezcla de frutos secos en porciones de 1/4 de taza y guárdela en bolsas con cierre hermético o recipientes herméticos.

26. Bolas de energía de coco

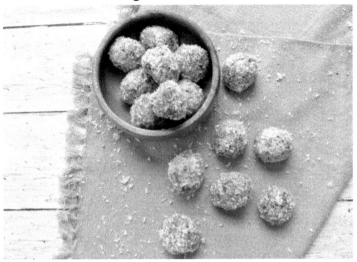

Rendimiento: 12 porciones

Ingredientes

- 1/3 taza de anacardos

- 10 ciruelas secas

- 1/2 taza de coco rallado sin azúcar

- 1 cucharada de aceite de coco

- 1 cucharada de agua

Direcciones:

a) En un procesador de alimentos, pulse los anacardos durante 10 segundos.

b) En un tazón grande, combine las ciruelas pasas, 1/4 taza de hojuelas de coco, 1 cucharada de aceite de coco y agua.

c) Procese durante un minuto, o hasta que la mezcla se mezcle y no queden nueces grandes ni dátiles.

d) Saque 1 cucharada de la mezcla con una cuchara y ruede entre sus palmas para hacer una bola.

e) En un tazón, coloque el coco rallado restante y haga rodar la bola en él.

f) Coloque la bola en una sartén y enfríe durante una hora antes de servir. ¡Disfrutar!

27. Brochetas de pollo y verduras

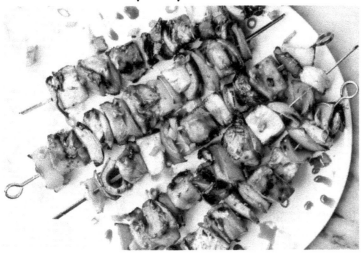

Rendimiento: 4 porciones

Ingredientes

- 8 brochetas de madera

- 2 pechugas de pollo medianas, deshuesadas y sin piel, en cubos

- 1 pimiento verde, cortado en cubitos grandes

- 1 pimiento rojo, cortado en cubitos grandes

- 1 cebolla roja, picada grande

- 1 cucharadita de orégano seco

- 1/2 cucharadita de perejil seco

- 1/2 cucharadita de tomillo seco

- 1/2 cucharadita de romero seco

- 1/4 cucharadita de sal, dividida

- 1/4 cucharadita de pimienta negra, cantidad dividida

- 1 pepino pequeño

- 1 taza de yogur griego natural sin grasa

- 2 dientes de ajo, picados

- Jugo de 1/2 limón

- 1 cucharada de menta fresca, picada

Direcciones:

a) Coloque el pollo cortado en cubitos en 4 brochetas de madera húmedas y reserve.

b) En las 4 brochetas restantes, alterna los pimientos y las cebollas para darle color y reserva.

c) Combine las hierbas secas, 1/8 de cucharadita de sal y 1/8 de cucharadita de pimienta en un tazón pequeño. Sazone las brochetas de pollo y verduras con la mezcla de hierbas.

d) Precaliente la parrilla o la parrilla al aire libre a fuego medio-alto. Cubra la sartén con aceite en aerosol.

e) Coloque las brochetas de verduras en la parrilla y cocine durante 15 minutos, volteándolas con frecuencia o hasta que estén ligeramente doradas en los bordes.

f) Agregue las brochetas de pollo aproximadamente a la mitad del tiempo de cocción de las verduras y cocine durante 8 minutos, volteándolas a la mitad. Retire las brochetas de la parrilla y déjelas a un lado.

g) Prepara la salsa tzatziki mientras la carne se asa. Corta el pepino por la mitad a lo largo y saca las semillas con una cuchara. Sobre una toalla de papel, ralla el pepino.

h) Exprima el pepino para eliminar el exceso de agua.

i) Combine el pepino rallado, el yogur griego, el ajo, el jugo de limón, la menta y el 1/8 de cucharadita restante de sal y pimienta en un tazón mediano.

j) Sirva la salsa de yogur junto con las brochetas de pollo y verduras. ¡Disfrutar!

28. Camarones Con Salsa De Maíz

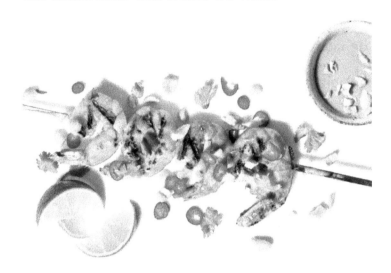

Rendimiento: 4 porciones

Ingredientes

- 4 brochetas de madera
- 2 mazorcas de maíz fresco, peladas y descascarilladas
- 16 camarones crudos grandes, pelados y desvenados
- 1 cucharada más 1 cucharadita de aceite de oliva
- 4 dientes de ajo, picados y divididos
- Ralladura y jugo de 1 lima
- 1/8 de cucharadita de chile en polvo
- 1/8 cucharadita de pimentón
- 1/16 cucharadita de pimienta de cayena
- 1 taza de frijoles negros bajos en sodio
- 1 tomate, cortado en cubitos
- 1/2 pimiento rojo, cortado en cubitos
- 1/4 cebolla roja, picada
- 1/2 chile jalapeño, picado
- 2 cucharadas de perejil picado
- 1/8 cucharadita de sal
- 1/8 cucharadita de pimienta negra

Direcciones:

a) Precaliente una sartén o una parrilla al aire libre a fuego medio-alto.

b) Aplique spray antiadherente para cocinar a la sartén.

c) Asa los elotes por 20 minutos, rotando cada 5 minutos, hasta que estén tiernos. Dejar que se enfríe antes de servir. Después de que el maíz se haya enfriado, córtelo de la mazorca y colóquelo en un recipiente grande para mezclar.

d) Mientras tanto, mezcle 1 cucharadita de aceite de oliva, 2 dientes de ajo picados, ralladura de lima, chile en polvo, pimentón y pimienta de cayena en un tazón mediano. Agregue los camarones, revuelva para cubrir y reserve para marinar durante 15 minutos.

e) Prepara la salsa mientras se marinan los camarones. Agregue 1 cucharada de aceite de oliva, jugo de lima, frijoles negros, tomate, pimiento, cebolla roja, jalapeño, perejil, sal y pimienta al tazón grande con maíz y revuelva para incorporar.

f) Deje la salsa a un lado para permitir que los sabores se mezclen.

g) Coloque 4 camarones en cada brocheta y cocine a la parrilla durante 2 minutos por cada lado a fuego medio-alto, o hasta que los camarones estén opacos y bien cocidos.

h) ¡Disfruta las brochetas de camarones con salsa!

29. Pimientos rellenos de quinoa

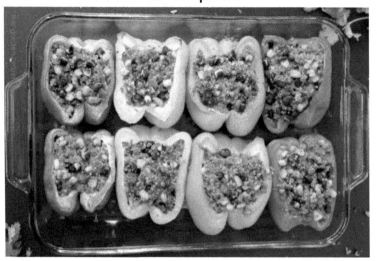

Rendimiento: 4 porciones

Ingredientes

- 1 taza de quinua

- 1 cucharada de aceite de oliva

- 1 cebolla amarilla, picada

- 2 dientes de ajo, picados

- 1 taza de frijoles negros bajos en sodio, escurridos y enjuagados

- 1 taza de taza congelada, descongelada

- 4 tazas de espinacas tiernas

- 1/8 cucharadita de pimienta negra

- 1/8 de cucharadita de chile en polvo

- 1/8 cucharadita de pimentón

- 1/16 cucharadita de pimienta de cayena

- 1/2 taza de queso cheddar rallado bajo en grasa, cantidad dividida

- 4 pimientos

Direcciones:

a) Precaliente el horno a 425 grados Fahrenheit.

b) Siga las pautas del paquete para cocinar la quinua.

c) En una sartén grande, caliente el aceite a fuego medio. Cocine durante 4-5 minutos, o hasta que la cebolla se ablande.

d) Agregue el ajo, los frijoles negros, el maíz y la espinaca, y cocine a fuego lento hasta que la espinaca se ablande. Sazone con sal, pimienta, chile en polvo, paprika y pimienta de cayena.

e) Combine la quinua, las verduras cocidas y 1/4 taza de queso cheddar en un recipiente grande para mezclar.

f) Rellene los pimientos con la mezcla de quinua y colóquelos en posición vertical en una fuente para hornear preparada.

g) Cubra los pimientos con papel aluminio y el 1/4 de taza de queso restante.

h) Hornee durante 15 minutos antes de retirar el papel aluminio y asar durante 1-2 minutos hasta que el queso se derrita.

30. Botes Rellenos De Pavo

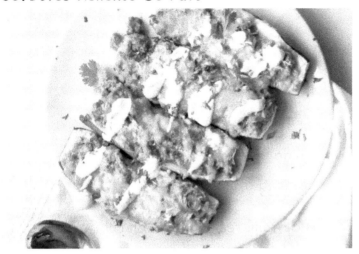

Rendimiento: 4 porciones

Ingredientes

- 4 calabacines pequeños
- 1 cucharada de aceite de oliva
- 1 cebolla amarilla pequeña, cortada en cubitos
- 8 onzas de pavo molido 93% magro
- 2 dientes de ajo, picados
- Lata de 14.5 onzas de tomates cortados en cubitos (sin sal)
- 1/4 cucharadita de hojuelas de pimiento rojo
- 4 tazas de espinacas, picadas en trozos grandes
- 1/4 taza de pan rallado panko
- 1/4 taza de queso parmesano rallado
- 2 cucharadas de perejil fresco, picado

Direcciones:

a) Precaliente el horno a 400 grados Fahrenheit. Usando spray antiadherente para cocinar, cubra una fuente para hornear de 13 x 9 pulgadas.

b) Corte los calabacines por la mitad a lo largo y retire las semillas y la parte de la carne con una cuchara, dejando una capa de carne en los calabacines. Ponga a un lado las semillas y la carne de calabacín, que se han picado en trozos grandes.

c) Coloque las mitades de calabacín en la fuente para horno que ha preparado.

d) En una sartén grande, caliente el aceite a fuego medio. Cocine durante 3-4 minutos, o hasta que las cebollas estén blandas. Cocine durante 4-5 minutos, hasta que el pavo molido, la pulpa del calabacín y el ajo ya no estén rosados.

e) Cocine a fuego lento la mezcla de pavo con tomates picados, pimienta negra y hojuelas de pimiento rojo (si se usa).

f) Deje hervir a fuego lento hasta que la salsa se haya espesado un poco.

g) Agregue las espinacas y cocine a fuego lento durante otros 2 minutos, o hasta que se ablanden.

h) Mientras tanto, combine el pan rallado, el queso parmesano y el perejil en un tazón pequeño.

i) Divida la mezcla de pavo y verduras de manera uniforme entre las mitades de calabacín. Usando la mezcla de pan rallado, cubra cada mitad de calabacín.

j) Hornear durante 20 minutos, o hasta que estén doradas por encima. Sirva con una ensalada verde crujiente para completar la comida.

31. Tazas De Lechuga Para Tacos

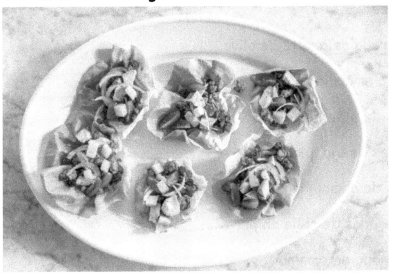

Rendimiento: 6 porciones

Ingredientes

- 1 cucharada de aceite de oliva
- 1 cebolla amarilla pequeña, cortada en cubitos
- 8 onzas de pavo molido 93% magro
- 2 dientes de ajo, picados
- 8 onzas de champiñones, cortados en cubitos
- 2 cucharadas de chile en polvo
- 1 cucharada de comino
- 2 cucharaditas de maicena
- 1 1/2 cucharaditas de pimentón
- 1/2 cucharadita de sal
- 1/4 cucharadita de pimienta de cayena
- 2/3 taza de agua
- 12 hojas de lechuga

Direcciones:

a) En una sartén grande, caliente el aceite a fuego medio. Cocine durante 3-4 minutos, o hasta que las cebollas estén blandas. Cocine durante 4-5 minutos, o hasta que el pavo molido ya no esté rosado.

b) Agregue los champiñones cortados en cubitos y cocine a fuego lento durante otros 2-3 minutos, o hasta que estén tiernos.

c) Combine el chile en polvo, el comino, la maicena, el pimentón, la sal y la pimienta de cayena en un tazón pequeño.

d) Agregue la combinación de especias y agua a la sartén una vez que los champiñones se hayan ablandado, y deje hervir a fuego lento. Cocine por otros 2-3 minutos, o hasta que el líquido se haya espesado.

e) Coloque la mezcla de tacos en hojas de lechuga y cubra con los ingredientes deseados. ¡Sirve y diviértete!

32. Bocaditos De Tomate Cherry

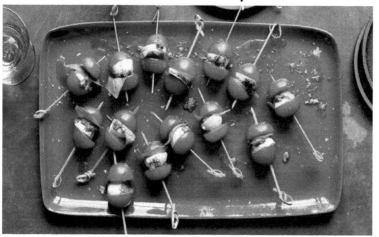

Rendimiento: 15 porciones

Ingredientes

- 30 tomates cherry

- 1 taza de hojas de albahaca empacadas

- 2 cucharadas de semillas de girasol crudas

- 1/4 taza de queso parmesano rallado, dividido

- 1 diente de ajo, picado

- 1/8 cucharadita de sal

- 1/8 cucharadita de pimienta negra

- 1/4 taza de aceite de oliva

Direcciones:

a) Precaliente el horno a 350 grados Fahrenheit. Use papel de aluminio o papel pergamino para forrar una bandeja para hornear.

b) Corta la parte superior de cada tomate y saca las semillas y la pulpa con un cuchillo de cocina o una cuchara pequeña. Coloque los tomates con el lado cortado hacia arriba en una bandeja para hornear.

c) Para ayudar al tomate, manténgase erguido, corte un trozo pequeño del fondo.

d) Haga pesto: en un procesador de alimentos, combine hojas de albahaca, semillas de girasol, 2 cucharadas de queso parmesano, ajo, sal y pimienta.

e) Pulse hasta que todo esté bien mezclado. Vierta lentamente el aceite de oliva mientras el procesador de alimentos está funcionando hasta que la salsa esté suave.

f) Divida la salsa pesto de manera uniforme entre los tomates. Sobre los tomates, espolvorea las 2 cucharadas restantes de queso parmesano Parmesano.

g) Precaliente el horno a 350°F y hornee durante 8-10 minutos.

33. Tazas de lechuga con pollo chino

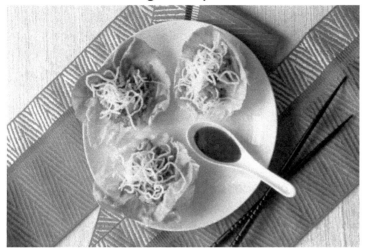

Rendimiento: 6 porciones

Ingredientes

- 1 cucharada de aceite vegetal

- 1 libra de pechuga de pollo molida (99 % magra)

- 4 cebolletas, en rodajas, blancas y verdes

- 2 dientes de ajo, picados

- Jengibre fresco de 1 pulgada, pelado y picado

- 1 cucharada de salsa de soya baja en sodio

- 1 cucharada de vinagre de arroz

- 1 cucharada de aceite de sésamo

- 1 cucharada de mantequilla de maní

- 1 cucharada de agua

- 1 cucharadita de miel

- 1/8 cucharadita de pimienta de cayena

- 2 zanahorias, ralladas

- 1/4 taza de cacahuetes sin sal, picados

- 12 hojas de lechuga Boston, lavadas

Direcciones:

a) En una sartén antiadherente grande, caliente el aceite a fuego medio.

b) Combine el pollo y la porción blanca de la cebolla. Para desmenuzar la carne, revuélvela con frecuencia.

c) Cocine hasta que el pollo esté listo y ya no esté rosado, luego agregue el ajo y el jengibre.

d) Combine la salsa de soya, el vinagre de arroz, el aceite de sésamo, la mantequilla de maní, el agua, la miel y la pimienta de cayena en un tazón grande para mezclar.

e) Microondas durante 20-30 segundos, revolviendo a partir de entonces hasta que esté completamente suave. Para espesar la salsa, agréguela a la sartén con la mezcla de pollo y caliente durante 2-3 minutos.

f) Agregue las zanahorias ralladas y cocine por 1-2 minutos más.

g) Cubra las hojas de lechuga con la mezcla de pollo, maní picado y puntas de cebollín verde.

34. Mezcla de bocadillos de almendras

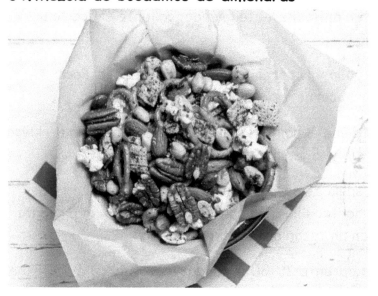

Porciones: 4

Ingredientes

- ⅓ taza de almendras enteras sin sal

- ⅔ taza de cuadritos de cereal multigrano

- ½ taza de granola baja en grasa sin pasas

- ¼ taza de mitades de albaricoques secos

- ¼ taza de arándanos rojos secos y endulzados

Direcciones

a) Precaliente el horno a 350 grados Fahrenheit. En una bandeja para hornear sin engrasar, extienda las almendras en una sola capa.

b) Hornee durante 5 a 10 minutos, revolviendo una o dos veces para garantizar una cocción uniforme. Dejar enfriar por completo en una fuente.

c) Mientras tanto, combine los ingredientes restantes en un recipiente grande para mezclar. Agregue las almendras enfriadas y mezcle bien.

35. ceviche de bacalao

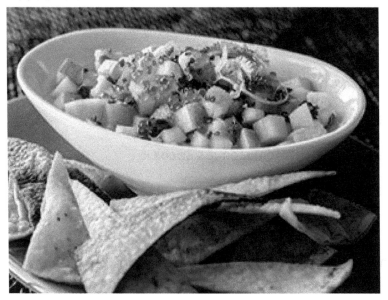

Porciones: 4

Ingredientes

- 1 libra de bacalao u otro pescado semiduro, en cubos
- 1 taza de jugo de limón
- 1 taza de jugo de lima
- 2 cebollas rojas medianas, separadas en aros
- 1 diente de ajo fresco, finamente picado
- $\frac{1}{4}$ de cucharadita de pimienta negra molida
- 1 cabeza de lechuga romana, separada en hojas, lavada
- 1 chile jalapeño fresco, partido y cortado a lo largo

Direcciones

a) En un plato de vidrio plano, corte el pescado en cubos de 1 pulgada.

b) Combine el jugo de lima y limón, la cebolla roja, el ajo, la sal y la pimienta negra en un recipiente de vidrio. Vierta la salsa sobre el pescado, cubriéndolo por completo.

c) Refrigere el pescado y deje marinar durante 3 horas, o hasta que el pescado esté opaco, mostrando que el ácido en el jugo de limón y lima lo ha cocinado correctamente.

d) Montar cada plato colocando 2-3 hojas de lechuga lavadas y separadas en un plato.

e) Coloque el pescado marinado sobre las hojas de lechuga y deseche la marinada.

36. Bocaditos de pimiento

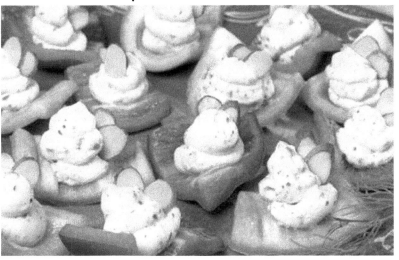

Porciones: 8

Ingredientes

- 1 pimiento verde mediano

- 1 pimiento rojo mediano

- $\frac{1}{4}$ taza de almendras rebanadas sin sal ni aceite

- 4 onzas de queso crema sin grasa o bajo en grasa, ablandado

- 1 cucharadita de mezcla de condimentos de pimienta de limón sin sal agregada

- 1 cucharadita de jugo de limón fresco

Direcciones

a) Retire los tallos, las costillas y las semillas de cada pimiento y córtelo por la mitad a lo largo. Cada mitad debe cortarse en seis partes.

b) Coloca las piezas en un hermoso plato para servir, con la piel hacia abajo. Eliminar de la ecuación.

c) Tostar las almendras en seco en una sartén mediana a fuego medio durante 3 a 4 minutos, o hasta que estén doradas, volteándolas periódicamente.

d) Reserve 1 cucharada de almendras para decorar en un plato pequeño. En un procesador de alimentos o licuadora, triture las almendras restantes durante 15 a 20 segundos, o hasta que estén finamente molidas.

e) En un tazón mediano, con una batidora eléctrica, bata el queso crema, la mezcla de condimentos de limón y pimienta y el jugo de limón durante 1 a 2 minutos, o hasta que quede cremoso.

f) Batir las almendras molidas durante 10 segundos o hasta que estén bien mezcladas.

g) Vierta la mezcla en una manga pastelera o una bolsa de plástico con cierre con una esquina cortada. Se debe colocar 1 cucharadita de la mezcla en cada trozo de pimiento.

h) Añadir las almendras laminadas como toque final.

37. Dip de cebolla asada

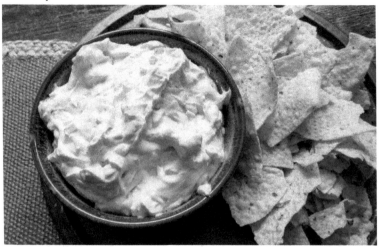

Porciones: 8

Ingredientes

- 2 cebollas dulces grandes, peladas y cortadas en cuartos

- 1 cucharada de aceite de oliva

- $\frac{1}{2}$ cucharadita de sal, dividida

- 1 cabeza de ajo entera

- ⅓ taza de crema agria baja en grasa

- $\frac{1}{4}$ taza de perejil fresco picado

- 1 cucharada de jugo de limón

Direcciones

a) Precaliente el horno a 425 grados Fahrenheit.

b) Rocíe aceite sobre la cebolla en un tazón grande para mezclar. Revuelva con 14 cucharaditas de sal y revuelva para cubrir.

c) Retire la piel blanca como el papel de la cabeza de ajo (no pele ni separe los dientes).

d) Cubrir con papel aluminio. En una bandeja para hornear, coloque la cebolla y el ajo envueltos en papel aluminio. Precaliente el horno a 425°F y hornee por 1 hora, luego enfríe por 10 minutos.

e) Cortar la cebolla en trozos pequeños. Separa los dientes de ajo y exprime la pulpa. Las pieles deben desecharse.

f) En un tazón grande, combine la cebolla, el ajo, 14 cucharaditas de sal, la crema agria y los ingredientes adicionales.

38. Tomates al horno saludables

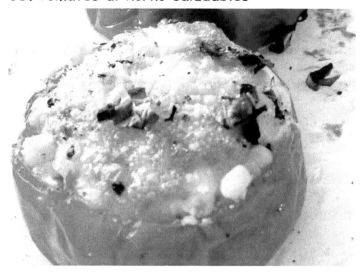

Porciones: 4

Ingredientes

- 2 tomates medianos, cortados por la mitad horizontalmente

- 2 cucharadas de queso romano bajo en grasa rallado

- 1 cucharada de orégano fresco picado, albahaca o perejil O 1 cucharadita de condimento italiano seco

- $\frac{1}{4}$ cucharadita de pimienta

- $\frac{1}{4}$ de cucharadita de ajo en polvo

- 1 cucharada de aceite de oliva virgen extra

- hojas frescas enteras de orégano, albahaca o perejil para decorar

Direcciones

a) Precaliente el horno a 400 grados Fahrenheit.

b) En una bandeja para hornear, coloque los tomates con el lado cortado hacia arriba. Espolvorea queso, orégano/perejil/albahaca, pimienta y ajo en polvo por encima.

c) Engrase las tapas uniformemente y hornee por 20 minutos, o hasta que los tomates estén suaves y el queso esté ligeramente dorado.

39. Rollitos de verduras con gambas

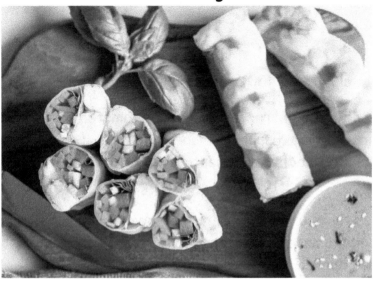

Porciones: 4

Ingredientes para la salsa de maní

- 3 cucharadas de mantequilla de maní, sin azúcar agregada

- 3-5 cucharadas de agua

- 1 diente de ajo, finamente picado

- 1 cucharada de salsa Hoisin $\frac{1}{2}$ cucharadita de salsa picante, opcional

Ingredientes para los rollitos de primavera

- 18 camarones cocidos, congelados, pelados y desvenados

- 4 tazas de agua en una cacerola

- 1 taza de cilantro fresco, sin tallos

- 1 zanahoria, pelada, rallada

- 1 pepino pequeño, pelado y cortado

- 1 calabacín pequeño, cortado por la mitad a lo largo

- 1 $\frac{1}{2}$ tazas de brotes de frijol mungo

- 1 taza de menta fresca, sin tallos

- 3 hojas de lechuga, cortadas por la mitad

- 6 envoltorios de papel de arroz redondo seco de 8 $\frac{1}{2}$ pulgadas

Direcciones

a) En un tazón pequeño, combine la mantequilla de maní, 3 cucharadas de agua, ajo, salsa Hoisin y salsa picante (opcional).

b) Microondas durante 20-30 segundos después de mezclar con un tenedor. Retire del microondas y combine bien.

c) Si la salsa es demasiado espesa, agregue 1-2 cucharadas de agua para diluirla.

d) Descongele los camarones en un tazón o en un plato.

e) En platos o platos separados, coloque las hojas de cilantro, las hojas de menta, los brotes de frijol mungo, la zanahoria, el pepino y las hojas de lechuga.

f) Alrededor de una tabla de cortar grande u otra superficie plana, coloque los envoltorios de papel de arroz, camarones, cilantro, calabacín, pepinos, zanahoria, brotes de soja, menta y lechuga en el siguiente orden: envoltorios de papel de arroz, camarones, cilantro, calabacín, pepinos, zanahoria, brotes de soja, menta y lechuga.

g) Limpia la superficie de trabajo con un paño de cocina limpio y húmedo.

h) Llene una sartén mediana o un plato ancho y poco profundo con agua caliente del grifo lo suficientemente grande como para contener las envolturas de papel de arroz.

i) Trabajando con una envoltura a la vez, sumerja totalmente la envoltura en agua durante 15 a 30 segundos o hasta que esté suave y flexible.

j) En el medio de la envoltura, coloque rápidamente tres camarones separados por media pulgada en una fila horizontal.

k) Coloque una ramita de cilantro encima de los camarones, luego coloque 1 cucharada de calabacín, 1 cucharada de pepino, 1 cucharada de zanahoria, un puñado pequeño de brotes de soja, 2-3 hojas de menta, 1 ramita de cilantro y media hoja de lechuga encima.

l) Cubre el relleno con la mitad inferior de la envoltura de papel de arroz. Dobla los lados del envoltorio hacia adentro, manteniéndolo todo firmemente en su lugar.

m) Enrolle todo el envoltorio horizontalmente hacia arriba desde abajo hacia arriba, empujando con fuerza hacia abajo para mantener los pliegues en su lugar.

n) Gire el rollo para que la costura quede en la parte inferior y la fila de camarones quede en la parte superior.

o) Colóquelo en un plato o en un recipiente de plástico y envuélvalo con una envoltura de plástico sin apretar.

p) Guárdelos en un plato o en un recipiente de plástico lo suficientemente grande como para sostenerlos sin tocarlos si no los va a consumir de inmediato.

q) Para mantener los rollos húmedos, cúbralos con una toalla de papel húmeda.

r) Coloque en el refrigerador hasta que esté listo para servir.

40. Nachos de boniato

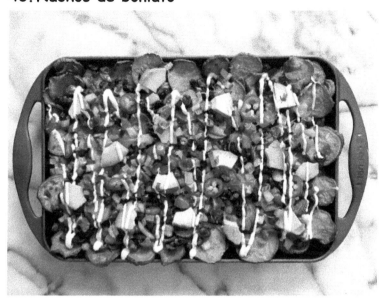

Porciones: 6

Ingredientes

- 3 batatas medianas
- 1 cucharada de aceite de oliva
- 1 cucharadita de chile en polvo
- 1 cucharadita de ajo en polvo
- 1 $\frac{1}{2}$ cucharaditas de pimentón
- ⅓taza de queso Cheddar rallado bajo en grasa
- ⅓taza de tomate picado
- ⅓taza de aguacate picado

Direcciones

a) Precaliente el horno a 425 grados Fahrenheit. Cubra las bandejas para hornear con aceite en aerosol antiadherente y cúbralas con papel aluminio.

b) Pele y corte en rodajas finas las batatas en rodajas de 14 pulgadas.

c) Mezcle las rondas en un recipiente con el aceite de oliva, el chile en polvo, el ajo en polvo y el pimentón. En la sartén precalentada, extienda uniformemente (puede necesitar 2 sartenes).

d) Después de 10 minutos, voltee las rodajas de camote y hornee por otros 10 minutos. Hornee durante 5-10 minutos más, o hasta que estén crujientes.

e) Retire la sartén del horno y cubra las batatas con frijoles y queso. Regrese al horno por otros 2 minutos, o hasta que el queso se haya derretido.

f) Mezcle el tomate y el aguacate. Atender.

PLATOS PRINCIPALES

41.salmón al pesto

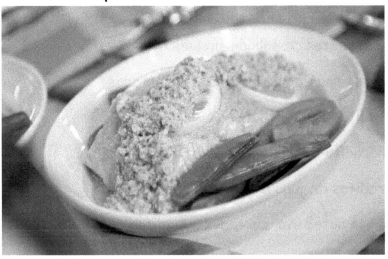

Rendimiento: 4 porciones

Ingredientes

- 4 (3 onzas) filetes de salmón sin piel

- 1 manojo de espárragos, extremos recortados

- 2 cucharaditas de aceite de oliva

- 1/2 cucharadita de pimienta negra, dividida

- 4 cucharaditas de jugo de limón fresco, dividido

- 1 pinta de tomates uva, cortados a la mitad

pesto

- 1/2 taza de hojas de albahaca fresca empaquetadas

- 1 cucharadita de semillas de girasol sin cáscara crudas

- 1 cucharada de queso parmesano rallado

- 1 diente de ajo, picado

- 1/16 cucharadita de sal

- 1/16 cucharadita de pimienta negra

- 2 cucharadas de aceite de oliva

Direcciones:

a) Precaliente el horno a 400 grados Fahrenheit. 4 tiras de papel de aluminio de 14 pulgadas

b) Haz la salsa pesto. Combine la albahaca, las semillas de girasol, el queso parmesano, el ajo, la sal y 1/16 de cucharadita de pimienta en un procesador de alimentos.

c) Pulse hasta que todos los ingredientes estén incorporados y la albahaca esté picada en trozos grandes. Rocíe 2 cucharadas de aceite de oliva en la mezcla mientras el procesador de alimentos está funcionando hasta que la salsa esté suave.

d) Agregue 2 cucharaditas de aceite de oliva y 1/4 de cucharadita de pimienta a los espárragos y mezcle bien. Sazone el salmón por ambos lados con el 1/4 de cucharadita restante de pimienta.

e) Coloque una cuarta parte de los espárragos en una hoja de aluminio. 1 filete de salmón encima Rocíe 1 cucharadita de jugo de limón sobre el pescado y extienda 1 cucharada de pesto encima.

f) Cubra el salmón con 1/4 taza de tomates partidos por la mitad. Envuelva la lámina alrededor de los lados, enrolle y doble los bordes y deje un espacio de aire en la parte superior del paquete.

g) Repita con los ingredientes restantes para hacer un total de cuatro paquetes de salmón.

h) Coloque uno al lado del otro en una bandeja para hornear y hornee durante 15-18 minutos, o hasta que el salmón esté bien cocido. ¡Disfrutar!

42. Hamburguesas De Frijoles

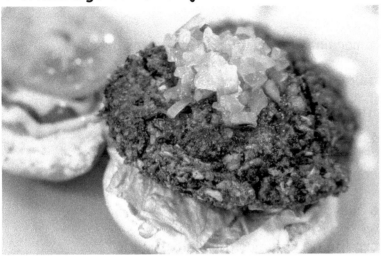

Rendimiento: 4 porciones

Ingredientes

- 1 cebolla amarilla pequeña, picada en trozos grandes

- 1 diente de ajo

- 1 lata de 15 onzas de frijoles negros bajos en sodio, escurridos y enjuagados, cantidad dividida

- 2 cucharadas de perejil fresco

- 1 clara de huevo

- 1/4 cucharadita de hojuelas de pimiento rojo

- 1/8 cucharadita de pimienta negra

- 1/4 taza de pan rallado

- 1/2 taza de yogur griego natural sin grasa

- Ralladura y jugo de 1/2 lima

- 1/8 de cucharadita de pimienta de cayena (opcional)

- 2 pitas grandes de trigo integral, cortadas por la mitad

- 4 hojas de lechuga

- 1 tomate, en rodajas

Direcciones:

a) En un procesador de alimentos o licuadora, pique en trozos grandes la cebolla y el ajo. Combine 1/2 taza de frijoles negros, perejil, clara de huevo, hojuelas de pimiento rojo y pimienta negra en un tazón. Para mezclar, pulse varias veces.

b) Transfiera a un recipiente grande para mezclar y agregue los frijoles negros enteros restantes y las migas de pan hasta que estén bien mezclados. Haz 4 tortitas circulares con la mezcla.

c) Rocíe una parrilla al aire libre o una parrilla con aceite en aerosol y caliente a fuego medio-bajo.

d) Precaliente el horno a 350°F y cocine las hamburguesas durante 10-12 minutos, volteándolas a la mitad.

e) Mientras tanto, mezcle el yogur griego, la ralladura de 1/2 lima y el jugo, y la pimienta de cayena (si se usa).

f) Coloque las hamburguesas en mitades de pan pita y cubra con lechuga, tomate y yogur. ¡Disfrutar!

43. Tilapia y Ratatouille

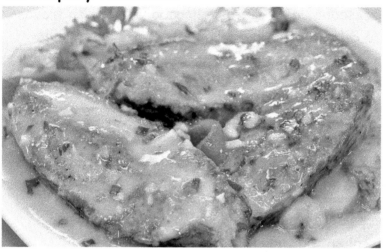

Rendimiento: 4 porciones

Ingredientes

- 2 cucharadas de aceite de oliva, dividido

- 1 berenjena pequeña, pelada y cortada en cubitos

- 1 cebolla amarilla pequeña, cortada en cubitos

- 1 calabacín grande, cortado en cubitos

- 2 dientes de ajo, picados

- 1 lata (14.5 onzas) de tomates cortados en cubitos, sin sal añadida

- 1/4 cucharadita de sal, dividida

- 1/2 cucharadita de pimienta negra, dividida

- 1/2 cucharadita de tomillo seco

- 1/4 cucharadita de romero seco

- 1/4 taza de albahaca fresca, picada

- 4 filetes de tilapia (4 onzas)

- Jugo de 1/2 limón

Direcciones:

a) En una sartén antiadherente grande, caliente 1 cucharada de aceite de oliva a fuego medio-alto. Cocine por 5 minutos, o hasta que la berenjena se haya ablandado un poco.

b) En una sartén, caliente la cucharada restante de aceite de oliva. Cocine por 5 minutos, o hasta que las cebollas estén blandas. Cocine hasta que el calabacín y el ajo estén tiernos, alrededor de 5 a 7 minutos.

c) En un tazón grande, combine la berenjena, los tomates, 1/8 de cucharadita de sal, 1/4 de cucharadita de pimienta, el tomillo y el romero. Cocine por 10 minutos, o hasta que la salsa se haya espesado. Retire del fuego y agregue la albahaca fresca.

d) Mientras tanto, precaliente el asador. Coloque la tilapia en una bandeja para hornear untada con mantequilla.

e) Exprima el jugo de limón sobre los filetes y sazone con el 1/8 de cucharadita de sal restante y el 1/4 de cucharadita de pimienta.

f) Ase a la parrilla durante 7 minutos, o hasta que el pescado esté bien cocido. Sirva con ratatouille para completar la comida.

44. Pollo al pesto caprese

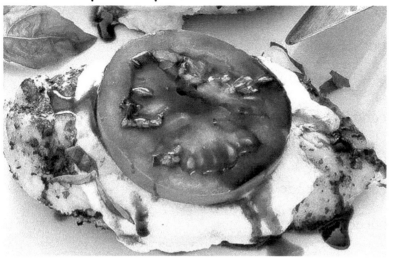

Rendimiento: 4 porciones

Ingredientes

- 2 pechugas de pollo medianas deshuesadas y sin piel
- 1 taza de hojas de albahaca fresca empaquetadas
- 2 cucharadas de semillas de girasol crudas y sin cáscara
- 2 cucharadas de queso parmesano rallado
- 1 diente de ajo, picado
- 1/8 cucharadita de sal
- 1/8 cucharadita de pimienta negra
- 1/4 taza de aceite de oliva
- 2 tomates grandes, en rodajas
- 1/4 taza de queso mozzarella parcialmente descremado, rallado, cantidad dividida

Direcciones:

a) Precaliente el horno a 425 grados Fahrenheit.

b) Retire el exceso de grasa de las pechugas de pollo. Presiona tu mano firmemente sobre una de las pechugas de pollo y corta el pollo por la mitad, de manera profunda, con el cuchillo paralelo a la tabla de cortar, obteniendo dos piezas de pollo del mismo grosor.

c) Continúe con las pechugas de pollo restantes. Ponga a un lado el pollo en una bandeja para hornear con borde y engrasada.

d) Haz el pesto: en un procesador de alimentos, combina la albahaca, las semillas de girasol, el queso parmesano, el ajo, la sal y la pimienta. Para mezclar, pulse varias veces. Rocíe el aceite mientras la máquina está funcionando hasta que la salsa esté suave.

e) Coloque 2 cucharadas de pesto encima de cada trozo de pollo, seguido de 2 rodajas de tomate y 1 cucharada de mozzarella.

f) Hornee durante 12-15 minutos, o hasta que esté completamente cocido.

45. Arroz abundante de coliflor

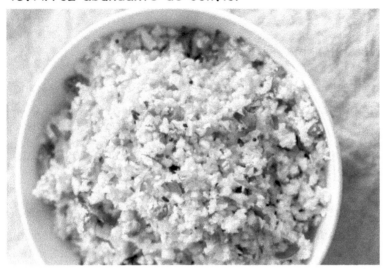

Rendimiento: 4 porciones

Ingredientes

- 1 coliflor de cabeza grande

- 2 pechugas de pollo deshuesadas y sin piel, en cubos

- 2 cucharadas de aceite vegetal, dividido

- 1/4 cucharadita de pimienta negra, cantidad dividida

- 1 cucharadita de cúrcuma en polvo

- 3/4 taza de jugo de naranja

- 2 cucharadas de vinagre de vino de arroz

- 1 1/2 cucharadas de salsa de soya baja en sodio

- 1 cucharada de miel

- 1 cucharada de almidón de maíz

- 1 cucharadita de jengibre fresco, rallado

- 2 huevos grandes, batidos

- 1 taza de guisantes y zanahorias congelados, mezclados

- 3 cebolletas, en rodajas, claras y verdes divididas

- 3 dientes de ajo, picados

- 1/2 pimiento rojo, cortado en cubitos

Direcciones:

a) Corta la cabeza de la coliflor por la mitad y quita el corazón. Ralla la coliflor en trozos pequeños parecidos al arroz con un rallador manual. Eliminar de la ecuación.

b) Caliente 1 cucharada de aceite en una sartén grande a fuego medio-alto. Espolvorea 1/8 de cucharadita de pimienta negra y cúrcuma sobre el pollo cortado en cubitos. Cocine durante 6-8 minutos, o hasta que la carne esté completamente cocida.

c) Retire de la sartén y déjelo a un lado, luego limpie la sartén y vuelva a colocarla en el quemador.

d) En un tazón, mezcle el jugo de naranja, el vinagre de vino de arroz, la salsa de soya, la miel, la maicena y el jengibre mientras se cocina el pollo. Eliminar de la ecuación.

e) Reduzca el fuego a medio y cubra la sartén con aceite en aerosol antes de agregar los huevos y el 1/8 de cucharadita restante de pimienta negra. Revuelva hasta lograr la consistencia necesaria. Retire la sartén del fuego y déjela a un lado.

f) Mezcle los guisantes y las zanahorias, las cebolletas, el ajo y el pimiento con la cucharada restante de aceite en la sartén. Cocine durante 3-4 minutos, o hasta que las verduras se ablanden.

g) Retire el pollo de la sartén y déjelo a un lado. Regrese la sartén al quemador después de limpiarla.

h) Suba el fuego a medio-alto y agregue la coliflor rizada, rociada con aceite en aerosol. Cocine, revolviendo regularmente, durante otros 5-6 minutos, o hasta que la coliflor esté algo crujiente.

i) Cocine el pollo cocido, los huevos, las verduras y la salsa en la sartén con la coliflor hasta que la salsa espese, unos 3-4 minutos.

j) Retire del fuego y sirva con hojas de cebollín encima.

46. Quesadillas de verduras con queso

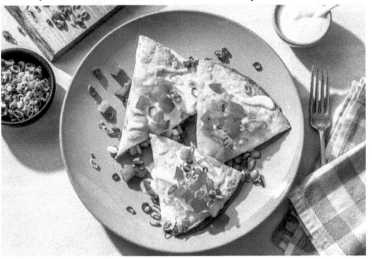

Rendimiento: 4 porciones

Ingredientes

- 1 cucharada de aceite vegetal

- 1/2 cebolla Vidalia mediana, cortada en cubitos

- 8 onzas de champiñones blancos, cortados en cubitos

- 1 diente de ajo, picado

- 1 taza de granos de maíz congelados

- 3 tazas de espinacas tiernas frescas, picadas

- 1/4 cucharadita de pimienta negra

- 1/4 cucharadita de comino

- 2 tortillas de trigo integral de 10 pulgadas

- 1/3 taza de queso cheddar bajo en grasa rallado

- 1/2 taza de yogur griego natural sin grasa

- Ralladura y jugo de 1/2 lima

- 1/8 de cucharadita de pimienta de cayena (opcional)

Direcciones:

a) En una sartén grande, caliente el aceite a fuego medio. Saltee la cebolla, los champiñones y el ajo durante 5-6 minutos, o hasta que se ablanden. Cocine por otros 1-2 minutos después de agregar el maíz, las espinacas, la pimienta y el comino. Retire la sartén del fuego.

b) Componga las quesadillas: Para hacer las tortillas, colóquelas en un área de trabajo limpia. Distribuya la mezcla de vegetales cocidos uniformemente en la mitad de cada tortilla.

c) Espolvorea uniformemente el queso sobre las verduras. Dobla y presiona la mitad restante de la tortilla sobre la parte superior.

d) Precaliente una plancha a fuego lento. Rocíe las quesadillas con aceite en aerosol y colóquelas encima.

e) Ase a la parrilla de 3 a 4 minutos por lado, o hasta que el queso se derrita y se dore ligeramente.

f) Combine el yogur griego, la ralladura y el jugo de 1/2 lima y la pimienta de cayena en un tazón pequeño (si se usa).

g) Corta las quesadillas y sírvelas con la mezcla de yogur encima. ¡Disfrutar!

47. Albóndigas De Pollo Y Camote

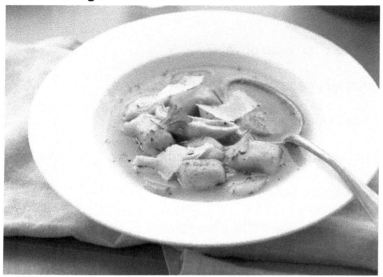

Rendimiento: 8 porciones

Ingredientes

- 1 cucharada de aceite de oliva

- 1 cebolla amarilla pequeña, cortada en cubitos

- 1 taza de zanahorias, en rodajas

- 1 taza de judías verdes, cortadas y cortadas por la mitad

- 1 taza de guisantes congelados

- 1 taza de col rizada, sin tallo y picada

- 2 dientes de ajo, picados

- 1/2 cucharadita de pimienta negra, dividida

- 1/2 taza de harina para todo uso, cantidad dividida

- 2 tazas de caldo de pollo bajo en sodio

- 3 tazas de pechuga de pollo cocida, desmenuzada

- 1 batata mediana

- 1 taza de harina de trigo integral

- 1 cucharadita de bicarbonato de sodio

- 1/8 cucharadita de sal

- 1 taza de suero de leche

Direcciones:

a) Precaliente el horno a 400 grados Fahrenheit.

b) En una sartén grande, caliente el aceite a fuego medio-alto. Cocine durante 5-6 minutos, o hasta que las cebollas estén tiernas.

c) Mezcle las cebollas salteadas con las zanahorias, las judías verdes, los guisantes, la col rizada, el ajo y 1/4 de cucharadita de pimienta. Cocine, revolviendo ocasionalmente, hasta que las verduras se hayan ablandado, unos 6-8 minutos.

d) Mezcle 1/4 taza de harina, mezcle y cocine durante 2-3 minutos, o hasta que desaparezca el sabor crudo.

e) Lleve a ebullición el caldo con las verduras y la mezcla de harina. Reduzca el fuego a medio-bajo y continúe cocinando hasta que la salsa se haya espesado, aproximadamente de 3 a 5 minutos.

f) Mezclar el pollo desmenuzado con las verduras. Con una cuchara, distribuya la mezcla por igual entre los 16 moldes para muffins que se han preparado. Eliminar

g) Mientras tanto, use un tenedor para hacer agujeros en la batata. Cocine en el microondas a temperatura alta durante 5-8 minutos, volteando a la mitad, hasta que estén tiernos.

h) Cuando la papa esté lo suficientemente fría para manipularla, retire la cáscara y macháquela con un tenedor o un machacador de papas.

i) Combine la harina de trigo integral, el 1/4 de taza restante de harina para todo uso, el bicarbonato de sodio, la sal y el 1/4 de cucharadita de pimienta restante en un recipiente grande para mezclar.

j) Combine el puré de camote y el suero de leche en un tazón. Revuelva hasta que se forme una masa espesa, teniendo cuidado de no mezclar demasiado.

k) Con una cuchara, reparta la masa de manera uniforme en 16 moldes para muffins y cubra con la mezcla de pollo.

l) Hornee durante 15-18 minutos, o hasta que estén doradas por encima y un cuchillo insertado en el centro salga limpio.

m) Retire de la sartén después de dejar que se enfríe.

48.Pollo al horno cremoso

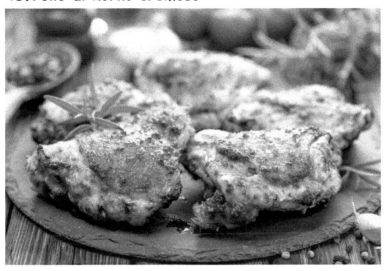

Rendimiento: 4 porciones

Ingredientes

- 2 pechugas de pollo medianas deshuesadas y sin piel
- 1/4 taza de yogur griego natural sin grasa
- 1/2 taza de pan rallado panko
- 1/2 taza de queso cheddar bajo en grasa rallado
- 1 cucharada de aceite de oliva
- 1 cucharadita de ajo en polvo
- 1 cucharadita de cebolla en polvo
- 1/2 cucharadita de pimienta negra

Direcciones:

a) Precaliente el horno a 425 grados Fahrenheit. Retire el exceso de grasa de las pechugas de pollo.

b) Coloque su mano firmemente sobre una de las pechugas de pollo y corte el pollo por la mitad, de manera profunda, con el cuchillo paralelo a la tabla de cortar, obteniendo dos piezas de pollo del mismo grosor.

c) Continúe con las pechugas de pollo restantes.

d) Coloque su pollo en una bandeja para hornear engrasada con un borde. En cada pieza de pollo, unte 1 cucharada de yogur griego.

e) Combine panko, queso cheddar, aceite de oliva, ajo en polvo, cebolla en polvo y pimienta negra en un tazón pequeño. Para ayudar a que se pegue, espolvoree esta mezcla sobre el pollo y empújelo hacia abajo.

f) Hornee el pollo durante 12-15 minutos, o hasta que esté listo.

g) Servir con una ensalada verde.

49. Rollatini de berenjena y espinacas

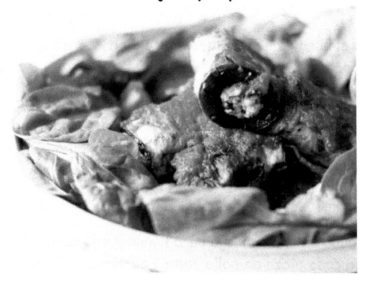

Rendimiento: 4 porciones

Ingredientes

- 2 berenjenas medianas
- 1 cucharadita de aceite de oliva
- 2 dientes de ajo, picados
- 3 tazas de espinacas tiernas frescas, picadas
- 2 cucharadas de albahaca fresca, picada
- 3/4 taza de queso ricotta parcialmente descremado
- 2 cucharadas de queso parmesano rallado
- 1 1/2 tazas de salsa de tomate baja en sodio, cantidad dividida
- 1/2 taza de queso mozzarella semidescremado rallado

Direcciones:

a) Precaliente el horno a 450 grados Fahrenheit. Usando aceite en aerosol, cubra una bandeja para hornear con borde.

b) Corta la berenjena a lo largo en rodajas de 1/4 de pulgada de grosor, colócalas en una bandeja para hornear en una sola capa y cúbrelas suavemente con aceite en aerosol.

c) Hornear durante 20 minutos, volteando a la mitad.

d) En una sartén grande, caliente el aceite a fuego medio. Cocine por 30 segundos después de agregar el ajo, luego agregue las espinacas y cocine por 2 minutos, o hasta que se ablanden.

e) Retire la sartén del fuego y déjela a un lado para que se enfríe. Combine la albahaca, la ricotta y el queso parmesano una vez que se haya enfriado.

f) Precaliente el horno a 400 grados Fahrenheit. Usando aceite en aerosol, cubra una fuente para hornear de 8 × 8 pulgadas.

g) Vierta media taza de salsa en el plato.

h) Extienda 2 cucharaditas de relleno en cada rodaja de berenjena y enrolle. En la fuente para hornear precalentada, coloque la costura hacia abajo.

i) Extienda la 1 taza de salsa de tomate restante sobre la pizza y cubra con queso mozzarella.

j) Hornee durante 15-20 minutos, o hasta que el queso se derrita por completo.

k) ¡Sirve y saborea!

50. Linguini con Frijoles Blancos

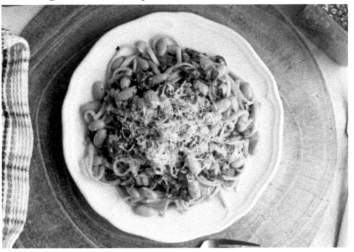

Rendimiento: 6 porciones

Ingredientes

- 8 onzas de linguini crudo

- 1 cucharada de aceite de oliva

- 5 dientes de ajo, picados

- 1/2 taza de agua

- 8 onzas de col rizada, picada

- 1 lata (15 onzas) de frijoles cannellini bajos en sodio

- 3/4 cucharadita de pimienta negra, cantidad dividida

- 1/2 cucharadita de hojuelas de pimiento rojo

- 1/4 cucharadita de sal

- Jugo de 1/2 limón

Direcciones:

a) Cocine la pasta como se indica en el paquete, eliminando la sal y la grasa. Escurra la pasta y guarde 1/4 taza del líquido de cocción.

b) En una sartén grande, caliente el aceite de oliva y el ajo a fuego medio.

c) Cuando el ajo comience a crujir, agregue el agua y la col rizada; cubra y hierva hasta que la col rizada esté blanda, unos 5 minutos, volteándola periódicamente.

d) Agregue frijoles, 1/2 cucharadita de pimienta negra, hojuelas de pimiento rojo y sal; cocine a fuego lento, revolviendo periódicamente, durante 1 minuto o hasta que esté completamente caliente.

e) Mezcle la pasta con el 1/4 taza de líquido hirviendo guardado y el jugo de limón.

f) Agregue el 1/4 de cucharadita restante de pimienta negra a los espaguetis y mezcle para combinar.

g) ¡Sirve de inmediato y disfruta!

51. Pasta con pesto de col rizada

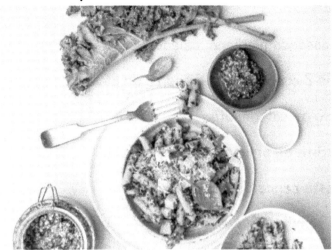

Rendimiento: 12 porciones

Ingredientes

- 1 calabaza moscada mediana, pelada y cortada

- 1/2 taza más 2 cucharadas de aceite de oliva

- 1 cucharadita de sal, dividida

- 1/2 cucharadita de pimienta negra, dividida

- 1 caja de pasta penne de trigo integral

- 1/4 taza de semillas de calabaza

- 1/2 libra de col rizada fresca

- 1/4 taza de queso parmesano rallado

- 2 dientes de ajo fresco

Direcciones:

a) Combine 2 cucharadas de aceite de oliva, 1/2 cucharadita de sal y 1/4 cucharadita de pimienta, mezcle la calabaza moscada cortada en cubitos.

b) Precaliente el horno a 350 °F y extienda la calabaza de manera uniforme en una bandeja para hornear. Hornear durante 30 minutos, volteando a la mitad. Retire del horno.

c) Mientras tanto, prepare la pasta de acuerdo con las recomendaciones del paquete. Escurra la pasta y reserve 1 taza de agua de pasta con almidón.

d) Para tostar las semillas de calabaza, colóquelas en una sartén para saltear seca a fuego medio-bajo durante 3-4 minutos, luego transfiéralas a un procesador de alimentos.

e) En un procesador de alimentos, combine las hojas de col rizada, sin los tallos, la 1/2 cucharadita de sal restante, 1/4 de cucharadita de pimienta, el queso parmesano y el ajo.

f) Pulse hasta que todos los ingredientes estén bien mezclados y la col rizada esté finamente picada. Espolvorea lentamente la 1/2 taza de aceite de oliva restante mientras el procesador de alimentos está funcionando hasta que la salsa esté suave.

g) Mezcle la pasta, la salsa pesto y la calabaza asada en un tazón grande para mezclar hasta que estén bien incorporados. Si es necesario, agregue agua de pasta con almidón para ayudar a mezclar.

52. boloñesa de lentejas

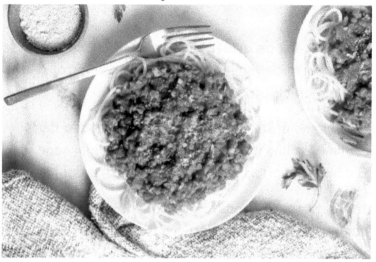

Rendimiento: 8 porciones

Ingredientes

- 1 calabaza espagueti mediana

- 2 cucharadas de aceite de oliva

- 1 cebolla, picada

- 1 tallo de apio, cortado en cubitos

- 3 zanahorias grandes, peladas y cortadas en cubitos

- 6 dientes de ajo, picados

- Lata de 6 onzas de pasta de tomate baja en sodio

- Lata de 15 onzas de salsa de tomate baja en sodio

- 2 latas de 15 onzas de tomates cortados en cubitos bajos en sodio

- 2 tazas de lentejas secas, enjuagadas

- 2 tazas de agua

- 2 cucharadas de albahaca seca

- 1 cucharadita de orégano seco

- 1/4 cucharadita de sal

- 1/4 cucharadita de pimienta negra

Direcciones:

a) Precaliente el horno a 375 grados Fahrenheit.

b) Engrase ligeramente una bandeja para hornear. Raspe las semillas de la calabaza espagueti cortándola por la mitad a lo largo. Ase durante 35-45 minutos, con el lado cortado hacia abajo, en el horno.

c) Saca la calabaza del horno y tritúrala con un tenedor una vez que se haya enfriado.

d) En una sartén grande, caliente el aceite de oliva. Combine la cebolla, el apio y las zanahorias en un tazón grande para mezclar.

e) Cocine, revolviendo ocasionalmente, durante 5-6 minutos, o hasta que se ablande. Cocine por otros 30 segundos después de agregar el ajo.

f) Agregue la pasta de tomate y cocine a fuego lento durante 1 minuto, revolviendo constantemente. Se agregan a la sartén salsa de tomate, tomates picados, lentejas, agua, albahaca, orégano, sal y pimienta.

g) Cocine a fuego lento durante 20-30 minutos, o hasta que las lentejas estén tiernas.

h) Para cada porción, coloque 1/2 taza de calabaza espagueti en un plato y cubra con 1/2 taza de lentejas a la boloñesa. ¡Disfrutar!

53. Pollo a la plancha y tomates

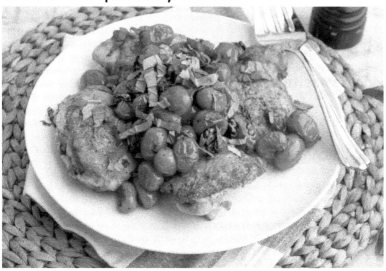

Rendimiento: 4 porciones

Ingredientes

- 1 taza de quinua

- 1 cucharada de aceite de oliva

- 2 dientes de ajo, picados

- Jugo de 1/2 limón

- 1/8 cucharadita de sal

- 1/8 cucharadita de pimienta negra

- 1 taza de tomates cherry, en cuartos

- 1 pimiento amarillo pequeño, cortado en cubitos

- 1 pepino pequeño cortado en cubitos

- 1/2 taza de queso feta bajo en grasa, desmenuzado

- 1 cucharada de eneldo fresco picado

Direcciones:

a) Recorte la grasa extra de las pechugas de pollo. Presiona tu mano firmemente sobre una de las pechugas de pollo y corta el pollo por la mitad, de manera profunda, con el cuchillo paralelo a la tabla de cortar, obteniendo dos piezas de pollo del mismo grosor.

b) Haz lo mismo con la pechuga de pollo restante.

c) En un tazón pequeño, combine 1 cucharada de aceite de oliva, 2 dientes de ajo picados y 2 cucharadas de hojas de albahaca.

d) Mezcle las pechugas de pollo en la marinada después de colocar la mezcla en una bolsa de plástico con cierre hermético con la mitad de las pechugas de pollo. Ponga a un lado durante 15 minutos para marinar.

e) Mientras tanto, en una cacerola pequeña, agregue vinagre balsámico y miel y deje hervir.

f) Reduzca a fuego lento y continúe cocinando durante 12-15 minutos.

g) En un tazón pequeño, combine los tomates picados, los 2 dientes de ajo restantes y 1/4 taza de hojas de albahaca; dejar de lado.

h) En una sartén grande, caliente la cucharada restante de aceite de oliva a fuego medio-alto.

i) Agregue 2 pechugas de pollo a la sartén a la vez y cocine durante 3 minutos por cada lado, o hasta que estén ligeramente doradas. Repite con el resto de las pechugas de pollo.

j) Sirva las mitades de pechuga de pollo con 1/4 taza de mezcla de tomate y rocíe con glaseado balsámico encima.

k) ¡Sirva con una ensalada verde para una cena refrescante de verano!

54. salmón con salsa

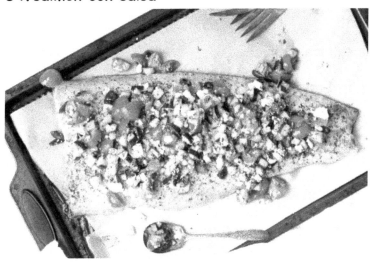

Rendimiento: 4 porciones

Ingredientes

- 4 filetes de salmón sin piel
- 1/8 cucharadita de sal
- 1/8 cucharadita de pimienta negra
- 2 mangos, cortados en cubitos
- 2 duraznos, pelados y cortados en cubitos
- 1/2 cebolla roja pequeña, cortada en cubitos
- 1/2 chile jalapeño picado o morrón verde
- 2 cucharadas de perejil picado
- Jugo de 2 limas

Direcciones:

a) Precaliente el horno a 350 grados Fahrenheit.

b) Usando aceite en aerosol, engrase un molde para hornear.

c) Coloque los filetes de salmón en una bandeja para hornear y sazone con sal y pimienta. Cocine durante 10-12 minutos, o hasta que esté completamente cocido.

d) Prepare la salsa mientras se cocina el pescado. En un tazón mediano, combine los mangos, los duraznos, la cebolla, el jalapeño, el perejil y el jugo de lima.

e) Sirva los filetes de salmón con 1/4 taza de salsa encima. ¡Disfrutar!

55. Fajitas en Sartén

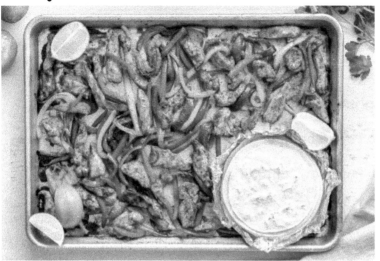

Rendimiento: 4 porciones

Ingredientes

- 2 pechugas de pollo deshuesadas y sin piel, cortadas en tiras finas

- 1 cebolla grande, cortada por la mitad y en rodajas finas

- 1 pimiento rojo, cortado en tiras finas

- 1 pimiento amarillo, cortado en tiras finas

- 2 dientes de ajo, picados

- 1 cucharada de aceite de oliva

- 2 limas, divididas

- 8 tortillas de maiz

- 1 cucharada de chile en polvo

- 1/2 cucharada de comino

- 1 cucharadita de maicena

- 3/4 cucharadita de pimentón

- 1/8 cucharadita de sal

- 1/4 cucharadita de pimienta de cayena, cantidad dividida

- 1/2 taza de yogur griego natural sin grasa

Direcciones:

a) Precaliente el horno a 425 grados Fahrenheit.

b) Rocíe una bandeja para hornear con borde con aceite en aerosol y cubra con papel aluminio. Rocíe aceite de oliva sobre el pollo en rodajas, las cebollas, los pimientos y el ajo en la bandeja para hornear.

c) Combine el chile en polvo, el comino, la maicena, el pimentón, la sal y 1/8 de cucharadita de pimienta de cayena en un tazón pequeño. Sazone el pollo y las verduras con la mezcla de especias. Mezcle para cubrir uniformemente.

d) Hornee el pollo y las verduras durante 25-30 minutos, volteándolos a la mitad o hasta que el pollo esté bien cocido y el centro ya no esté rosado.

e) Mientras tanto, ralle y haga jugo de 1/2 lima, luego agregue el yogur griego y el 1/8 de cucharadita restante de pimienta de cayena.

f) Caliente las tortillas de maíz en el microondas durante 30 segundos o tuéstelas en la estufa. Cortar el resto de la lima en gajos.

g) Sirva las fajitas al estilo familiar con yogur griego y rodajas de lima a un lado. ¡Disfrutar!

56. Rizos de lasaña de espinacas

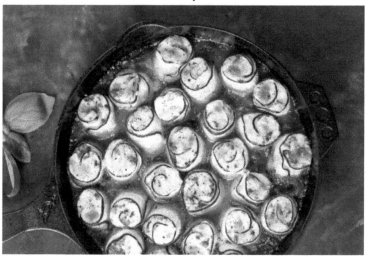

Rendimiento: 4 porciones

Ingredientes

- 8 fideos de lasaña de trigo integral

- 1 cucharada de aceite de oliva

- 2 dientes de ajo, picados

- 3 tazas de espinacas tiernas frescas, picadas

- 3/4 taza de queso ricotta parcialmente descremado

- 2 cucharadas de queso parmesano rallado

- 1 1/2 tazas de salsa de tomate baja en sodio, cantidad dividida

- 1/2 taza de queso mozzarella parcialmente descremado

Direcciones:

a) Precaliente el horno a 375 grados Fahrenheit. Usando aceite en aerosol, cubra una cacerola de 8 × 8 pulgadas.

b) Llevar a ebullición en una olla grande de agua. Cocine los fideos de lasaña como se indica en el paquete. Coloque los fideos sobre papel encerado para que se enfríen.

c) En una sartén grande, caliente el aceite a fuego medio. Cocine por 30 segundos después de agregar el ajo, luego agregue las espinacas picadas y cocine por 2 minutos, o hasta que se ablanden.

d) Retire las espinacas del fuego y deje que se enfríen. Combine la ricotta y el queso parmesano una vez que se haya enfriado.

e) Vierta 1/2 taza de salsa de tomate en el fondo de la cacerola.

f) Haga las espirales de lasaña esparciendo 2 cucharaditas de la mezcla de espinacas en el primer fideo de lasaña y 1 cucharada de salsa de tomate encima.

g) Comenzando por un extremo, enrolle los fideos en forma de espiral de un extremo a otro. Coloque la lasaña, con la costura hacia abajo, en la bandeja para hornear preparada.

h) Repita con el resto de la mezcla de fideos y espinacas.

i) Extienda la 1/2 taza de salsa de tomate restante sobre las espirales y cubra con queso mozzarella.

j) Hornee durante 15-20 minutos, o hasta que el queso se derrita por completo. ¡Disfrutar!

57. Salmón con costra de nuez

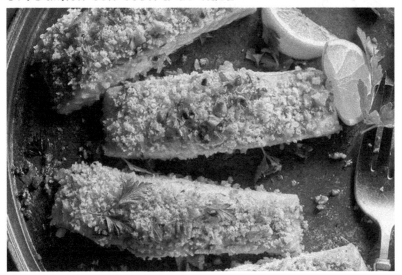

Rendimiento: 4 porciones

Ingredientes

- Filete de salmón de 1 libra, cortado en 4 porciones iguales

- 1/3 taza de pan rallado panko

- 1/3 taza de nueces, finamente picadas

- 1/4 cucharadita de pimienta negra, cantidad dividida

- 1 cucharada de mostaza Dijon

- 1 cucharada de miel

- 1 manojo de espárragos, extremos recortados

- 1/8 de cucharadita de ajo en polvo

- 1/8 cucharadita de hojuelas de pimiento rojo

Direcciones:

a) Precaliente el horno a 400 grados Fahrenheit.

b) En un tazón pequeño, combine panko, nueces picadas, 1 cucharadita de aceite de oliva y 1/8 de cucharadita de pimienta.

c) Para preparar un glaseado, combine la mostaza Dijon y la miel en un recipiente aparte.

d) Coloque los filetes de salmón en una bandeja para hornear preparada, con la piel hacia abajo. Divida el glaseado de miel y mostaza de manera uniforme sobre la parte superior de los filetes. En la parte superior del glaseado, presione una corteza de panko de nuez.

e) Hornee durante 12-14 minutos, o hasta que el salmón esté bien cocido.

f) En un tazón grande, mezcle la cucharada restante de aceite de oliva, el ajo en polvo, el pimentón, el 1/8 de cucharadita restante de pimienta y las hojuelas de pimiento rojo, si las usa. Mezcle los espárragos en la mezcla de aceite para cubrirlos.

g) Precaliente la parrilla a fuego medio-alto. Asa los espárragos durante 5 a 7 minutos por cada lado, girándolos una o dos veces.

h) ¡Disfruta de 1 filete de salmón servido con espárragos!

58. Fideos De Calabacín Con Salsa

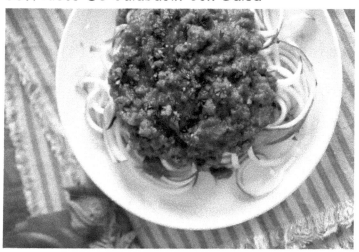

Rendimiento: 4 porciones

Ingredientes

- 1/4 taza de aceite de oliva, dividido
- 4 dientes de ajo, picados
- 2 pintas de tomates cherry, cortados a la mitad
- 1/4 cucharadita de sal
- 1/4 cucharadita de pimienta negra
- 1/4 taza de hojas de albahaca fresca, picadas
- 2 calabacines medianos
- 1/4 taza de queso parmesano rallado

Direcciones:

a) Caliente 2 cucharadas de aceite de oliva en una sartén grande a fuego medio. Cocine por 30 segundos, o hasta que el ajo esté apenas aromático.

b) Mezcle los tomates partidos por la mitad, cubra y cocine durante 8-10 minutos, o hasta que se ablanden un poco.

c) Agregue sal y pimienta negra al gusto. Aplasta los tomates con un machacador de papas o un tenedor para que suelten sus jugos. Cubra y continúe cocinando por otros 5 minutos, o hasta que los tomates estén totalmente blandos.

d) Si prefiere una salsa con menos grumos, tritúrela nuevamente con un machacador de papas. Ponga a un lado después de agregar la albahaca picada.

e) Prepare los fideos de calabacín mientras se cocina la salsa. Pele rodajas finas de calabacín a lo largo en tiras largas con un pelador de verduras y déjelas a un lado.

f) En una sartén grande separada, caliente 2 cucharadas de aceite de oliva a fuego medio-alto una vez que la salsa esté lista. Mezcle los fideos de calabacín durante 1-2 minutos, o hasta que estén ligeramente calientes. Sirva de inmediato.

g) Cubra los fideos de calabacín con 1 cucharada de queso parmesano rallado y salsa de tomate cherry fresca.

59. Cazuela De Judías Verdes

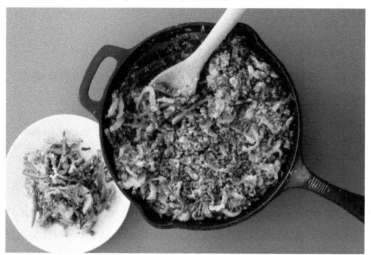

Rendimiento: 8 porciones

Ingredientes

- 3 chalotes, en rodajas finas
- 1/4 taza más 2 cucharadas de harina integral
- 2 cucharadas de migas de pan panko
- 1/4 cucharadita de sal, dividida
- 1 libra de judías verdes, cortadas y cortadas por la mitad
- 1 libra de champiñones, cortados en cubitos
- 2 dientes de ajo, picados
- 1/4 cucharadita de pimienta negra
- 1 taza de caldo de verduras bajo en sodio
- 1 taza de leche descremada

Direcciones:

a) Precaliente el horno a 450 grados Fahrenheit.

b) Mezcle los chalotes rebanados, 1/4 taza de harina, pan rallado y 1/8 de cucharadita de sal en un tazón para mezclar.

c) Extienda sobre una bandeja para hornear engrasada y hornee durante 30 minutos, revolviendo después de 10 minutos, hasta que estén doradas. Eliminar de la ecuación. Reduzca la temperatura del horno a 400 grados Fahrenheit.

d) Pon a hervir una olla grande de agua mientras tanto. Se añaden las judías verdes y se escaldan durante 4-5 minutos.

e) Escurra el agua y déjela a un lado.

f) En una sartén grande apta para horno, caliente el aceite a fuego medio-alto. Cocine durante 5-6 minutos, hasta que los champiñones, el ajo y 1/8 de cucharadita de sal y pimienta se hayan ablandado.

g) Agregue las 2 cucharadas de harina restantes a la mezcla de champiñones y caliente durante 1-2 minutos para eliminar el sabor de la harina cruda. Lleve el caldo a fuego lento.

h) Agregue la leche y cocine a fuego lento, revolviendo regularmente, durante 8-9 minutos, o hasta que la mezcla espese.

i) Mezcle las judías verdes cocidas en la mezcla de champiñones y sirva con cebollas crujientes encima.

j) Hornee durante 15 minutos, o hasta que burbujee y esté completamente caliente. ¡Disfrutar!

60. Patatas Fritas Con Miel Mostaza

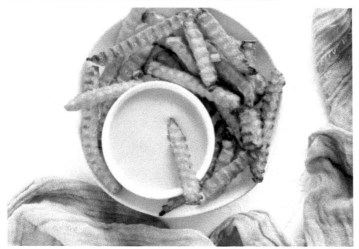

Rendimiento: 4 porciones

Ingredientes

- 2 batatas medianas, peladas

- 1 cucharada de aceite de oliva

- 1/4 cucharadita de sal

- 1/4 cucharadita de pimienta negra

- 1/4 cucharadita de ajo en polvo

- 1/4 cucharadita de pimentón

- 1/4 taza de puré de manzana sin azúcar

- 2 cucharadas de mostaza Dijon

- 2 cucharadas de miel

Direcciones:

a) Precaliente el horno a 400 grados Fahrenheit.

b) Corta las batatas en tiras pequeñas, como si fueran papas fritas.

c) Combine el aceite de oliva, la sal, la pimienta, el ajo en polvo y el pimentón en un tazón. En un tazón grande, mezcle las tiras de camote con la mezcla de especias y cubra uniformemente.

d) Coloque las batatas en una bandeja para hornear preparada en una capa igual.

e) Hornear durante 20 minutos, volteando dos o tres veces hasta que estén doradas.

f) Combine el puré de manzana, la mostaza Dijon y la miel en un plato pequeño para mezclar.

g) ¡Disfruta de tus batatas fritas con salsa de mostaza y miel!

SOPAS Y ENSALADAS

61. Ensalada De Pollo En Copas De Lechuga

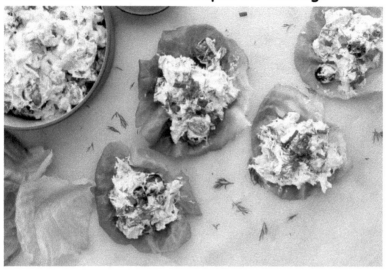

Rendimiento: 6 porciones

Ingredientes

- 2 pechugas de pollo deshuesadas y sin piel

- 1/4 cucharadita, sal, dividido

- 1/4 taza de nueces

- 1/4 taza de yogur griego natural sin grasa

- 2 cucharadas de aceite de oliva

- 2 cucharadas de vinagre de sidra

- Jugo de 1 limón

- 1/8 cucharadita de pimienta negra

- 1 manzana pequeña, cortada en cubitos

- 1 taza de uvas rojas sin semillas, cortadas en cubitos

- 1/4 taza de pasas

- 12 hojas de lechuga Boston o Bibb

Direcciones:

a) En una olla grande, cubra las pechugas de pollo con agua. Llevar a ebullición con 1/8 de cucharadita de sal. Ponga a un lado después de 30 minutos de ebullición. Después de que el pollo se haya enfriado, desmenúzalo con dos tenedores.

b) Mientras tanto, asa las nueces en una sartén pequeña y seca a fuego medio durante 3 minutos o hasta que estén aromáticas. Dejar que se enfríe antes de servir. Una vez que las nueces se hayan enfriado, córtelas en trozos grandes.

c) En un tazón grande, combine el yogur, el aceite de oliva, el vinagre, el jugo de limón, la pimienta y el 1/8 de cucharadita de sal restante.

d) Mezcle el aderezo con el pollo desmenuzado, las nueces tostadas, la manzana, las uvas, el apio y las pasas.

e) Llene las copas de lechuga hasta la mitad con la ensalada de pollo y sirva.

62. Sopa De Calabaza Y Frijoles

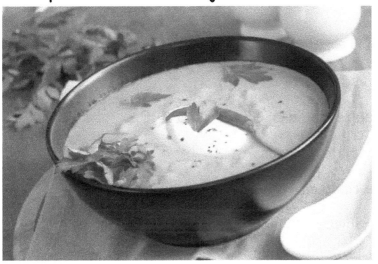

Rendimiento: 4 porciones

Ingredientes

- 1 calabaza moscada mediana

- 1 cucharada de aceite de oliva

- 1 cebolla dulce mediana, cortada en cubitos

- 2 dientes de ajo, picados

- 4 tazas de caldo de verduras bajo en sodio

- 1/4 cucharadita de pimienta negra

- 1/4 cucharadita de nuez moscada molida

- 1/8 cucharadita de sal

- 1 lata de 15 onzas de frijoles blancos bajos en sodio, escurridos y enjuagados

Direcciones:

a) Prepara la calabaza cortando los extremos y pelándola. Retire las semillas después de cortarlas por la mitad. Ponga a un lado la calabaza cortada en cubos pequeños.

b) En una olla grande con lados altos, caliente el aceite de oliva. Saltee la cebolla y el ajo durante 3-4 minutos, o hasta que se ablanden.

c) Combine la calabaza, los frijoles blancos y el caldo de verduras en un tazón grande. Llevar a ebullición, tapado.

d) Reduzca el fuego a bajo y cocine durante 15-20 minutos. Condimentar con sal, pimienta y nuez moscada.

e) Retire del fuego y deje reposar durante 10 minutos para que se enfríe. Vierta la mitad de la sopa en una licuadora y retire la pieza central de la tapa para permitir que escape el vapor. Mezcle hasta que quede completamente suave.

f) Repita con la mitad restante de la sopa, luego mezcle todo junto. ¡Sirve y diviértete!

63. Verduras y Farro

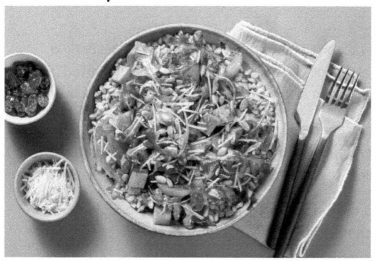

Rendimiento: 8 porciones

Ingredientes

- 2 zanahorias, peladas y en rodajas

- 2 chirivías, peladas y en rodajas

- 8 onzas de coles de Bruselas, recortadas

- 1/4 taza de aceite de oliva, dividido

- 1/4 cucharadita de sal, dividida

- 1/4 cucharadita de pimienta negra, cantidad dividida

- 1 taza de farro, seco

- 1 cucharada de vinagre de sidra de manzana

- 2 cucharaditas de mostaza Dijon

- 1/4 taza de nueces pecanas, picadas

- 1/4 taza de pasas

Direcciones:

a) Precaliente el horno a 400 grados Fahrenheit.

b) Mezcle las zanahorias, las chirivías y las coles de Bruselas con 2 cucharadas de aceite de oliva, 1/8 de cucharadita de sal y 1/8 de cucharadita de pimienta en una bandeja para hornear engrasada.

c) Ase durante 20-25 minutos, hasta que esté bien cocido y crujiente alrededor de los bordes, volteando a la mitad.

d) Farro debe cocinarse de acuerdo con las recomendaciones del paquete.

e) Combine las 2 cucharadas restantes de aceite de oliva, el 1/8 de cucharadita restante de sal, el 1/8 de cucharadita restante de pimienta, el vinagre de sidra y la mostaza Dijon en un plato pequeño.

f) Tueste las nueces en una sartén seca a fuego medio hasta que estén aromáticas, unos 2-3 minutos.

g) Combine las verduras asadas, el farro cocido, el aderezo, las nueces tostadas y las pasas en un tazón grande para mezclar.

64. Sopa De Camote Y Coco

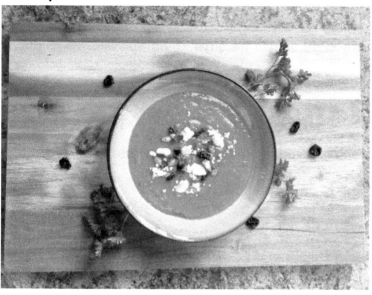

Rendimiento: 4 porciones

Ingredientes

- 1 1/2 cucharada de aceite de oliva, dividido
- 1 cebolla Vidalia pequeña, cortada en cubitos
- 3 dientes de ajo, picados
- 1 batata grande, pelada y cortada en cubitos
- 2 cucharadas de curry en polvo
- 1/4 cucharadita de sal
- 1/4 cucharadita de pimienta negra
- 1/8 de cucharadita de pimienta de cayena (opcional)
- 3 tazas de bebida de leche de coco, sin azúcar
- 1 taza de garbanzos bajos en sodio, escurridos y enjuagados
- 1/4 cucharadita de ajo en polvo
- 1/4 cucharadita de cebolla en polvo
- 1/4 cucharadita de pimentón

Direcciones:

a) En una olla grande, caliente 1 cucharada de aceite de oliva a fuego medio. Cocine durante 4-5 minutos, o hasta que la cebolla se ablande. Cocine por otros 30 segundos después de agregar el ajo.

b) En un tazón grande, combine las batatas, el curry en polvo, la sal, la pimienta y la pimienta de cayena, si la usa. Cocine por 5 minutos adicionales. Cubrir con leche de coco.

c) Lleve a fuego lento y cocine durante 20-25 minutos, o hasta que las batatas estén tiernas.

d) Mientras tanto, escurra y enjuague los garbanzos, luego séquelos completamente con un paño de cocina limpio o toallas de papel antes de transferirlos a un tazón para mezclar. Agregue la 1/2 cucharada restante de aceite de oliva, el ajo en polvo, la cebolla en polvo y el pimentón.

e) En una sartén grande, cocina los garbanzos a fuego medio. Tostar hasta que los bordes estén ligeramente crujientes.

f) Cuando las papas estén tiernas, retira la sopa del fuego y déjala enfriar. La mitad de la sopa se debe mezclar en una licuadora con la parte central de la tapa quitada para permitir que escape el vapor.

g) Mezcle hasta que quede completamente suave. Combine la mitad restante de la sopa y repita con la mitad restante. Alternativamente, haga puré la sopa con una licuadora de inmersión.

h) Sirva la sopa en un tazón y cubra con los garbanzos crujientes.

65. Sopa cremosa de brócoli

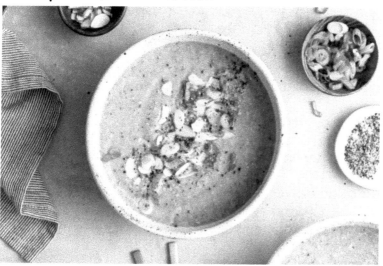

Rendimiento: 8 porciones

Ingredientes

- 1 cucharada de aceite de oliva
- 1 cebolla dulce mediana, cortada en cubitos
- 2 dientes de ajo, picados
- 1 cucharada de harina de trigo integral
- 3 tazas de caldo de verduras bajo en sodio
- 1 brócoli grande, picado en floretes
- 2 papas russet medianas, cortadas en cubitos
- 1/4 cucharadita de pimienta negra
- 1 taza de leche sin grasa
- cebollino fresco

Direcciones:

a) En una olla grande con lados altos, caliente el aceite de oliva. Saltee la cebolla y el ajo durante 3-5 minutos, o hasta que se ablanden.

b) Agregue la harina hasta que desaparezca el sabor de la harina cruda, aproximadamente 1-2 minutos. Llevar a ebullición con el caldo de verduras.

c) Una vez que el agua haya llegado a ebullición, agregue el brócoli y las papas y cubra. Cocine durante 15-20 minutos.

d) Retirar del fuego y dejar enfriar un poco. Mezcle la mitad de la sopa hasta que quede suave en una licuadora.

e) Repita con la mitad restante de la sopa, luego mezcle todo junto. Alternativamente, haga puré la sopa con una licuadora de inmersión.

f) Regrese la sopa a la olla y cocine a fuego lento, revolviendo constantemente. Termine con sus hierbas preferidas, como cebollino o perejil, y sirva.

66. Sopa De Kale A La Crema

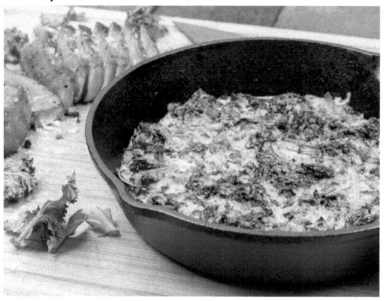

Rendimiento: 8 porciones

Ingredientes

- 2 cucharadas de aceite de oliva

- 1 cebolla Vidalia, picada

- 4 dientes de ajo, picados

- 2 libras de col rizada, finamente picada

- 1 taza de yogur griego natural sin grasa

- 1/4 taza de queso parmesano

- 1/2 cucharadita de pimienta negra

Direcciones:

a) En una sartén grande, caliente el aceite de oliva a fuego medio. Cocine durante 3-4 minutos, o hasta que la cebolla y el ajo se ablanden.

b) Agregue la col rizada y un chorrito de agua, cubra y cocine a fuego lento durante 8-10 minutos, o hasta que las verduras estén tiernas y marchitas.

c) Retire la sartén del fuego y agregue el yogur griego, el queso parmesano y la pimienta negra.

67. Ensalada De Quinua Y Rúcula

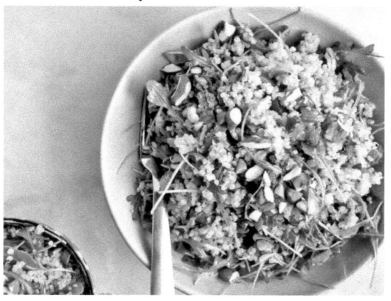

Rendimiento: 6 porciones

Ingredientes

- 1 taza de quinua

- 3 cucharadas de jugo de limón

- 3 cucharadas de aceite de oliva

- 1/4 cucharadita de pimienta

- 1/8 cucharadita de sal

- 2 tazas de sandía, cortada en cubos pequeños

- 2 tazas de rúcula tierna

- 1 taza de tomates cherry, cortados a la mitad

- 1/4 taza de menta fresca, picada en trozos grandes

- 2 cucharadas de nueces, picadas en trozos grandes

Direcciones:

a) Siga las instrucciones del paquete para cocinar la quinua. Dejar enfriar a temperatura ambiente antes de servir.

b) En un plato pequeño, mezcle el jugo de limón, el aceite de oliva, la pimienta y la sal y reserve.

c) Combine la quinua enfriada, la sandía, la rúcula, los tomates cherry, la menta, las nueces y el aderezo en un plato grande para mezclar.

d) ¡Mezcla todo junto, sirve y disfruta!

68. Ensalada Verde Mixta Con Remolacha

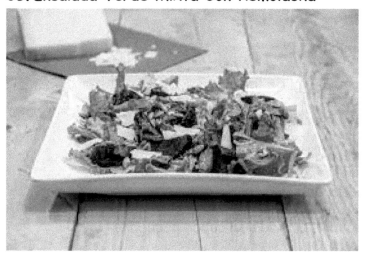

Rendimiento: 4 porciones

Ingredientes

- 2 remolachas medianas, sin tapas
- 2 cucharadas de jugo de naranja fortificado con calcio
- 1 1/2 cucharadita de miel
- 1/8 cucharadita de sal
- 1/8 cucharadita de pimienta negra
- 1/4 taza de aceite de oliva
- 2 cucharadas de semillas de girasol crudas y sin cáscara
- 1 naranja, cortada en gajos
- 3 tazas de ensalada verde mixta empacada
- 1/4 taza de queso feta reducido en grasa, desmenuzado

Direcciones:

a) En una cacerola mediana, cubra las remolachas con agua. Llevar a ebullición, luego bajar a fuego lento.

b) Cocine durante 20-30 minutos, o hasta que estén tiernos, cubiertos. Las remolachas deben ser escurridas.

c) Cuando las remolachas estén lo suficientemente frías para manipularlas, pélelas con agua corriente y córtelas en gajos.

d) Mientras tanto, mezcle el jugo de naranja, la miel, el ajo, la sal y la pimienta en un frasco.

e) Agite el aceite de oliva hasta que el aderezo esté suave. Eliminar de la ecuación.

f) En una sartén pequeña, derrita la mantequilla a fuego medio-bajo.

g) En una sartén para saltear seca, tueste las semillas de girasol durante 2-3 minutos, o hasta que estén aromáticas.

h) Mezcle las remolachas, las semillas de girasol, los gajos de naranja, las verduras mixtas y el queso feta en un tazón grande para servir.

i) Servir con un chorrito de aderezo.

69. Ensalada De Coles De Bruselas

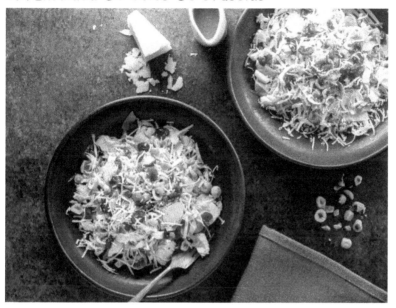

Rendimiento: 6 porciones

Ingredientes

- 1 taza de bulgur seco
- 8 onzas de coles de Bruselas
- 1 granada
- 1 pera, cortada en cubitos
- 1/4 taza de nueces, picadas en trozos grandes
- 1 chalota mediana, picada
- 2 cucharadas de aceite de oliva
- 2 cucharadas de vinagre balsámico
- 1/8 cucharadita de sal
- 1/8 cucharadita de pimienta
- Ensalada De Coles De Bruselas Crudas

Direcciones:

a) Combine 2 tazas de agua fría y bulgur seco en una cacerola pequeña. Lleve a ebullición, luego reduzca a fuego lento y revuelva ocasionalmente.

b) Cocine a fuego lento durante 12-15 minutos, o hasta que el bulgur esté suave. Cualquier líquido extra debe drenarse y dejarse enfriar.

c) Corta los tallos y quita las hojas duras o secas de las coles de Bruselas.

d) Cortar las coles de Bruselas por la mitad de arriba a abajo, quitando el tallo. Coloque las coles de Bruselas con el lado cortado hacia abajo y comience a cortarlas en rodajas finas de arriba a abajo para triturarlas.

e) En un tazón grande, mezcle suavemente las coles de Bruselas hasta que las capas se separen, luego reserve.

f) Retire las semillas de la granada.

g) Una vez que hayas marcado la granada, gírala para partirla por la mitad y retira con cuidado la piel para quitar las semillas. Sostenga el lado cortado de la granada sobre un tazón y golpee la parte posterior con una cuchara de madera hasta que se caigan todas las semillas.

h) Mezcle las coles de Bruselas con las semillas de granada, las nueces y las peras. Mezcle el bulgur con un tenedor y sirva con la ensalada.

i) Combine la chalota, el aceite, el vinagre, la sal y la pimienta en un tazón pequeño separado.

j) Mezcle la ensalada en el aderezo para mezclar. ¡Servir y disfrutar!

70. Salteado de verduras saludable para el corazón

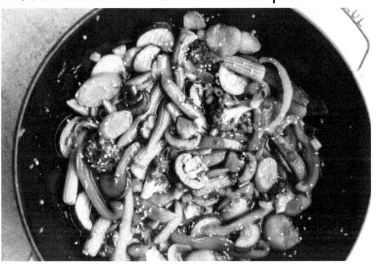

Rendimiento: 6 porciones

Ingredientes

- 1 cucharada de aceite vegetal

- 1 pimiento rojo, en juliana

- 1 pimiento amarillo, en juliana

- 2 cebolletas, en rodajas, blancas y verdes separadas

- 1 calabacín pequeño, cortado a la mitad a lo largo

- 1 zanahoria, rallada

- 3 tazas de bok choy, en rodajas finas

- 1/2 taza de guisantes de nieve

- 1 1/2 cucharadas de salsa de soya baja en sodio

- 1 cucharada de aceite de sésamo

- 1 1/2 taza de arroz integral cocido

- 1 cucharada de semillas de sésamo

Direcciones:

a) En una sartén grande, caliente el aceite a fuego medio-alto.

b) Cocine durante 3-4 minutos, o hasta que los pimientos, las cebolletas y el ajo se ablanden.

c) Agregue el calabacín, la zanahoria y el bok choy y cocine a fuego lento durante otros 3-4 minutos, o hasta que el bok choy se haya marchitado y el calabacín se haya dorado.

d) Agregue los guisantes y cocine a fuego lento durante 1-2 minutos adicionales.

e) Agregue la salsa de soja y el aceite de sésamo y cocine a fuego lento durante otros 2-3 minutos para completar.

f) Distribuya la mezcla de vegetales uniformemente sobre 1/4 taza de arroz integral cocido. Cubra con semillas de sésamo y hojas de cebollín picadas. ¡Disfrutar!

71. salteado de brócoli

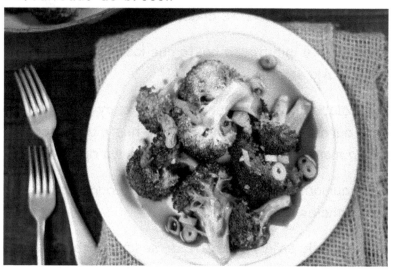

Rendimiento: 8 porciones

Ingredientes

- 1 cabeza mediana de brócoli
- 2 cucharadas de aceite de oliva
- 2 dientes de ajo, picados
- 1/4 cucharadita de hojuelas de pimiento rojo triturado
- 1/4 cucharadita de sal
- 1/4 cucharadita de pimienta negra
- 1/2 taza de caldo de verduras bajo en sodio

Direcciones:

a) Corte los tallos de brócoli en rodajas finas y corte los floretes de brócoli en trozos pequeños.

b) En una sartén grande, caliente el aceite de oliva a fuego medio. Cocine por 30 segundos, o hasta que las hojuelas de ajo y pimiento rojo (si las usa) estén aromáticas.

c) Cocine durante 3-4 minutos con el brócoli, la sal y la pimienta negra.

d) Lleve el líquido a fuego lento con el caldo de verduras o el agua.

e) Cocine durante 6-8 minutos, o hasta que el brócoli esté tierno al pincharlo con un tenedor. ¡Drene cualquier líquido restante y sirva!

72. Ensalada de col crepitante

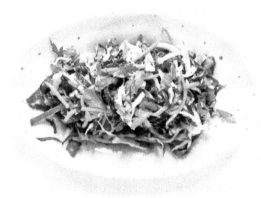

Rendimiento: 4 porciones

Ingredientes

- 1/2 repollo rojo pequeño, rallado

- 2 zanahorias, ralladas

- 1 manzana Granny Smith, en juliana

- 2 cucharadas de yogur griego natural sin grasa

- 2 cucharadas de aceite de oliva

- 1 cucharada de vinagre de sidra

- Jugo de 1 limón

- 1/4 cucharadita de sal

- 1/4 cucharadita de pimienta negra

Direcciones:

a) Combine el yogur, el aceite de oliva, el vinagre, el jugo de limón, la sal y la pimienta en un recipiente grande para mezclar.

b) Mezcle el repollo rallado, las zanahorias y las manzanas para cubrirlos uniformemente.

c) Para obtener los mejores resultados, envuelva la ensalada de col en una envoltura de plástico y enfríela durante al menos 1 hora para permitir que los sabores se mezclen.

73. Ensalada de quinoa, manzana y pasas

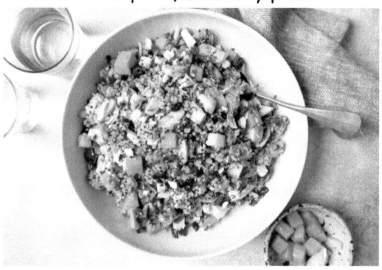

Rendimiento: 4 porciones

Ingredientes

- 1 taza de quinua
- 1/4 taza de almendras rebanadas
- 2 cucharadas de vinagre de sidra de manzana
- 2 cucharadas de miel
- 1 cucharada de aceite de oliva
- 1/4 cucharadita de sal
- 1/4 cucharadita de pimienta negra
- 2 tazas de col rizada, finamente picada
- 1 manzana Granny Smith, cortada en cubitos
- 1/3 taza de pasas
- 2 cucharadas de perejil, finamente picado

Direcciones:

a) Siga las instrucciones del paquete para cocinar la quinua. Dejar enfriar a temperatura ambiente antes de servir.

b) Mientras tanto, asa las almendras en una sartén pequeña y seca a fuego medio durante 3 minutos o hasta que estén aromáticas. Dejar que se enfríe antes de servir.

c) Combine el vinagre de sidra, la miel, el aceite de oliva, la sal y la pimienta en un recipiente grande para mezclar. Mezcle la col rizada picada con las manos durante 3 a 5 minutos, o hasta que la col rizada se haya ablandado.

d) Mezcle la quinua enfriada, la manzana, las pasas y el perejil en la mezcla de vinagre de sidra y col rizada para incorporar. Atender

74. Ensalada De Farro Con Pesto De Arvejas Dulces

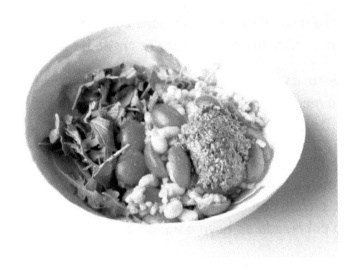

Rendimiento: 8 porciones

Ingredientes

- 1 taza de farro, seco
- 1 1/2 taza de guisantes congelados, descongelados
- 1/4 taza de queso parmesano
- 2 dientes de ajo
- 2 cucharadas de semillas de girasol, sin cáscara
- 1/4 cucharadita de pimienta negra
- 1/4 taza de aceite de oliva
- 1/2 taza de frijoles blancos enlatados bajos en sodio
- 1 pinta de tomates cherry o uva
- 1 pimiento amarillo, cortado en cubitos
- Ralladura de 1/2 limón

Direcciones:

a) Farro debe cocinarse de acuerdo con las recomendaciones del paquete. Dejar enfriar a temperatura ambiente antes de servir.

b) En un procesador de alimentos o licuadora, combine los guisantes descongelados, el queso parmesano, el ajo, las semillas de girasol y la pimienta.

c) Pulse hasta que los guisantes estén finamente picados y todos los ingredientes estén bien mezclados. Vierta lentamente el aceite de oliva mientras el procesador de alimentos está funcionando hasta que la salsa esté suave.

d) Combine el farro enfriado, la salsa pesto, los frijoles blancos, los tomates, el pimiento y la ralladura de limón en un plato grande para mezclar.

e) ¡Combina todos los ingredientes en un tazón, luego sirve y disfruta!

75. Ensalada De Quinua Con Queso

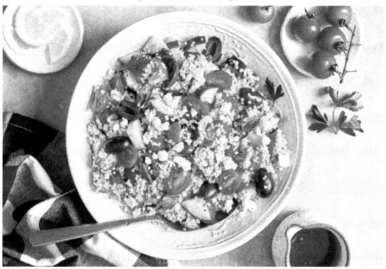

Rendimiento: 4 porciones

Ingredientes

- 1 taza de quinua
- 1 cucharada de aceite de oliva
- 2 dientes de ajo, picados
- Jugo de 1/2 limón
- 1/8 cucharadita de sal
- 1/8 cucharadita de pimienta negra
- 1 taza de tomates cherry, en cuartos
- 1 pimiento amarillo pequeño, cortado en cubitos
- 1 pepino pequeño cortado en cubitos
- 1/2 taza de queso feta bajo en grasa, desmenuzado
- 1 cucharada de eneldo fresco picado

Direcciones:

a) Siga las instrucciones del paquete para cocinar la quinua. Dejar enfriar a temperatura ambiente antes de servir.

b) Combine el aceite de oliva, el ajo, el jugo de limón, la sal y la pimienta en un recipiente grande para mezclar.

c) En un plato para mezclar, combine la quinua fría, los tomates cherry, el pimiento, el pepino, el queso feta y el eneldo con el aderezo.

76. Ensalada de rúcula y pera

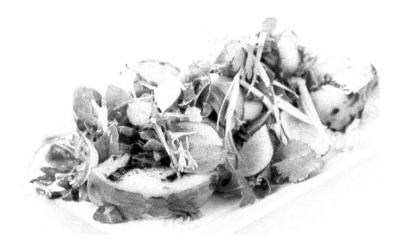

Porciones: 8

Ingredientes

- $\frac{1}{2}$ taza de nueces picadas
- 2 peras Bartlett rojas firmes
- 5 tazas de lechuga mantecosa
- 4 tazas de rúcula, cortada, lavada y seca
- Vendaje

Direcciones

a) En un tazón pequeño, mezcle la chalota, el caldo, el aceite, el vinagre, la mostaza, la sal y la pimienta.

b) Para hacer la ensalada, tuesta las nueces en una sartén seca pequeña a fuego medio-bajo durante 2 a 3 minutos, volteándolas regularmente. Coloque en un recipiente poco profundo y deje enfriar.

c) Corta las peras en 16 rebanadas cada una justo antes de servir. Colocar en un recipiente grande para mezclar. Mezcle con 1 cucharada del aderezo para cubrir.

d) Agregue la lechuga, la rúcula y el aderezo restante. Divide la mezcla en 8 platos.

e) Servir con nueces encima.

77. Ensalada de verduras de colores

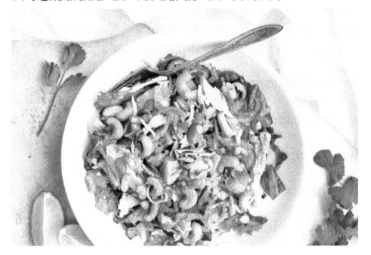

Porciones: 6

Ingredientes

- 2 tazas de col rizada o espinacas empacadas, picadas
- 1 $\frac{1}{2}$ tazas de maíz congelado, descongelado
- 1 taza de tomates picados
- 1 taza de pepino pelado y picado
- $\frac{1}{2}$ taza de edamame sin cáscara, congelado, descongelado
- $\frac{1}{2}$ taza de cebolla roja picada
- 1 aguacate, cortado en cubitos
- 2 cucharadas de jugo de lima
- 1 cucharada de aceite de oliva pimienta, al gusto

Direcciones

a) Combine la col rizada, el maíz, los tomates, el pepino, el edamame, la cebolla roja y el aguacate en un recipiente grande para mezclar.

b) Combine el jugo de lima y el aceite en un recipiente pequeño.

c) Sazone con sal y pimienta después de mezclar con la mezcla de col rizada.

78. ensalada de gazpacho

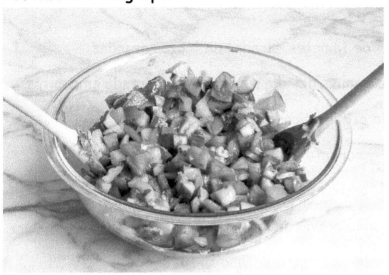

Porciones: 6

Ingredientes

- 1 ½ tazas de tomates, picados en trozos grandes

- 1 taza de pepino, pelado, sin semillas y cortado en cubitos

- ¾ taza de cebolla picada

- ½ taza de pimiento rojo picado

- ½ taza de granos de elote, cocidos y escurridos

- 1 cucharada de jugo de lima

- 1 cucharada de vinagre de vino tinto

- 2 cucharaditas de agua

- 1 cucharadita de aceite de oliva virgen extra

- 1 cucharadita de ajo fresco picado

- ¼ cucharadita de sal

- ¼ cucharadita de pimienta negra pizca de pimienta roja molida

- 1 lechuga romana de cabeza mediana, cortada

- 1 taza de jícama, pelada y cortada en cubitos

- ½ taza de cilantro fresco

Direcciones

a) En un recipiente grande para mezclar, combine todo y vierta el aderezo.

79. Ensalada de mango, aguacate y frijoles

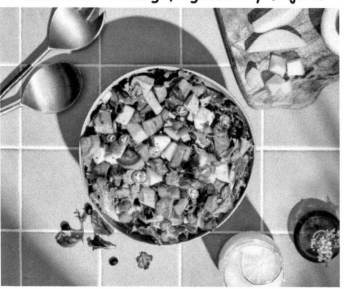

Porciones: 6

Ingredientes

- 15 onzas de frijoles negros enlatados, sin sal añadida, escurridos y enjuagados

- 15.25 onzas de maíz en grano entero enlatado, sin sal agregada o bajo en sodio

- 1 taza de aguacate, en cubos

- 2 mangos, cortados en cubos de ½ pulgada

- 2 cebollas verdes, cortadas en trozos de ½ pulgada

- 1 pimiento rojo o verde, sin semillas, cortado en trozos de ½ pulgada

- 1 o ½ chile jalapeño, cortado en cubitos

- 3 cucharadas de jugo de lima fresco o embotellado

- 1 cucharada de aceite de oliva

- 2 cucharadas de cilantro fresco, picado

- ½ cucharadita de chile en polvo

- ¼ de cucharadita de pimienta negra molida

- ¼ cucharadita de sal

Direcciones

a) Lave y seque la lechuga antes de cortarla o partirla en trozos de 2 pulgadas y dividirla en 6 tazones o platos.

b) Combine los frijoles negros, el maíz, el mango, el aguacate, la cebolla y el chile jalapeño en un tazón grande para mezclar. No mezcle hasta que se agregue el aderezo.

c) En un frasco con tapa segura, combine el jugo de lima, el aceite de oliva, el cilantro, el chile en polvo, la pimienta negra y la sal, y agite bien para combinar. Vierta sobre la combinación de mango y aguacate.

d) Sirva sobre lechuga y verduras mixtas, revolviendo suavemente para cubrir.

80. Sopa de pollo y quinoa

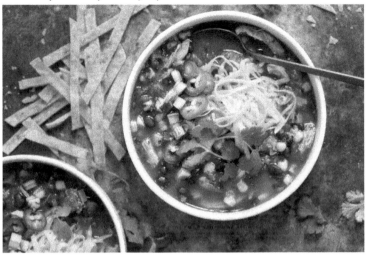

Porciones: 6

Ingredientes

- 1 libra de pechugas de pollo deshuesadas y sin piel, toda la grasa visible descartada, cortada en cubos de 1 pulgada

- 4 tazas de caldo de pollo bajo en sodio y sin grasa

- 1 cebolla grande, picada

- $\frac{3}{4}$ taza de agua

- 1 zanahoria mediana, en rodajas

- 3 dientes de ajo grandes, picados

- 1 cucharada de tomillo fresco picado

- 1 hoja de laurel seca

- $\frac{1}{4}$ cucharadita de pimienta

- ⅓ taza de quinua cruda, enjuagada y escurrida

- 2 onzas de guisantes dulces, en rodajas

Direcciones

a) Combine el pollo, el caldo, la cebolla, el agua, la zanahoria, el ajo, el tomillo, la hoja de laurel y la pimienta en una olla grande.

b) A fuego medio-alto, llevar a ebullición.

c) Reduzca el fuego a bajo y cocine por 5 minutos, ligeramente tapado.

d) Agregue la quinua y revuelva para combinar. 5 minutos en el horno

e) Agregue los guisantes y revuelva para combinar. Cocine, revolviendo ocasionalmente, de 5 a 8 minutos, o hasta que la quinoa esté cocida y el centro del pollo ya no esté rosado.

f) Antes de servir la sopa, retire la hoja de laurel.

POSTRES

81. Tartas de pecanas en miniatura

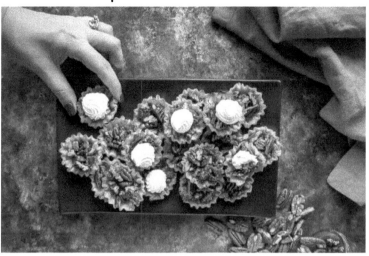

Rendimiento: 15 porciones

Ingredientes

- 1 cucharada de mantequilla, derretida

- 1 huevo grande

- 4 cucharaditas de azúcar moreno

- 2 cucharadas de miel

- 1/4 cucharadita de extracto de vainilla

- 1/2 taza de pecanas, picadas

- 15 mini conchas de hojaldre

Direcciones:

a) Precaliente el horno a 350 grados Fahrenheit.

b) En un recipiente mediano, agregue todos los ingredientes, excepto las nueces y las cáscaras de hojaldre, y mezcle bien. Agregue las nueces picadas y mezcle bien.

c) Coloque pequeñas conchas de pastel en una bandeja para hornear en una capa uniforme. Llene cada caparazón hasta la mitad con la mezcla de nueces. Si queda algo de mezcla, distribúyala uniformemente en todas las conchas.

d) Hornear durante 10-15 minutos. Dejar que se enfríe antes de servir.

82. Duraznos a la parrilla con yogur

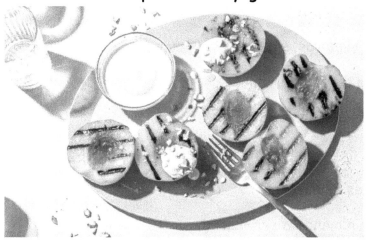

Rendimiento: 4 porciones

Ingredientes

- 4 duraznos maduros, sin hueso y en cuartos

- 1 cucharada de azúcar moreno

- 2 cucharaditas de extracto de vainilla, divididas

- 1 1/2 tazas de yogur natural sin grasa

- 2 cucharadas de miel

- 1/4 taza de almendras rebanadas

Direcciones:

a) En un recipiente grande, combine los duraznos en cuartos, el azúcar morena y 1 cucharadita de esencia de vainilla. Permita 10-15 minutos para marinar.

b) En un recipiente aparte, combine el yogur, la 1 cucharadita restante de vainilla y la miel; poner a un lado.

c) Precaliente la parrilla o la parrilla al aire libre a fuego medio-alto. Coloque los duraznos con la piel hacia abajo en la parrilla y cocine durante 3-4 minutos, o hasta que aparezcan las marcas de la parrilla.

d) Transfiera a los lados restantes y cocine durante 1-2 minutos más por cada lado, o hasta que aparezcan las marcas de la parrilla.

e) Mientras tanto, tueste las almendras en rodajas en una sartén pequeña y seca a fuego medio durante 3 minutos o hasta que estén fragantes.

f) Divida los duraznos a la parrilla de manera uniforme entre cuatro tazones para servir. Cubra con nueces tostadas y una cucharada de yogur.

83. Crocante tibio de manzana

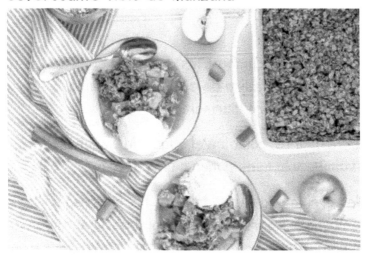

Rendimiento: 6 porciones

Ingredientes

- 3/4 taza de copos de avena a la antigua
- 2 cucharadas de semillas de girasol crudas y sin cáscara
- 2 cucharadas de almendras rebanadas
- 1 1/2 cucharaditas de canela molida, cantidad dividida
- 2 cucharadas de miel
- 1 cucharada de aceite vegetal
- 1 cucharadita de extracto de vainilla
- 2 cucharadas de pasas
- 6 manzanas, peladas y cortadas en cubitos
- 1/4 taza más 2 cucharadas de agua
- 1/4 taza de azúcar moreno

Direcciones:

a) Precaliente el horno a 325 grados Fahrenheit.

b) Combine la avena, las semillas de girasol, las almendras y 1/2 cucharadita de canela en un plato grande para mezclar. Mezcle la miel, el aceite y la vainilla hasta que todo esté uniformemente combinado.

c) Precaliente el horno a 350 °F y extienda la mezcla de granola en una bandeja para hornear. Hornear durante 20-30 minutos.

d) Para asegurarse de que la mezcla se cocine de manera uniforme y sin quemarse, revuélvala cada 5 a 7 minutos.

e) Saca la bandeja para hornear del horno y echa las pasas. Eliminar de la ecuación.

f) Caliente agua en una cacerola mediana a fuego medio mientras se hornea la granola.

g) Combine las manzanas cortadas en cubitos, el azúcar moreno y la 1 cucharadita de canela restante en un tazón para mezclar.

h) Caliente hasta que las manzanas estén blandas. Retire las manzanas y macháquelas con un tenedor o un machacador de papas.

i) Para servir, combine 1/2 taza de manzanas cocidas con 1/4 taza de granola en un tazón.

84. Parfaits de plátano y bayas

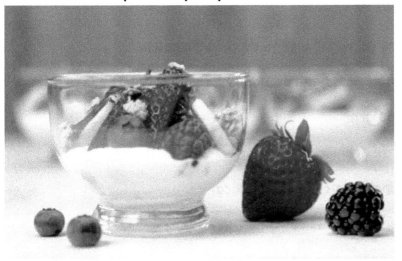

Porciones: 2

Ingredientes

- 12 onzas de yogur griego de piña sin grasa

- 1 taza de fresas en rodajas O 1 taza de bayas mixtas

- 1 plátano grande

- $\frac{1}{4}$ taza de granola baja en grasa

- 1 cucharada de cacao, sin azúcar

- 1 cucharada de azúcar glas

- 2 cucharaditas de agua caliente

Direcciones

a) Para hacer los parfaits, ponga alrededor de 13 tazas de yogur, 14 tazas de fresas en rodajas, 14 tazas de bananas en rodajas y 1 cucharada de granola en un plato pequeño.

b) Combine el cacao, el azúcar glas y el agua hirviendo en una taza pequeña hasta que quede suave.

c) Rocíe 1 cucharadita del aderezo sobre cada parfait.

85. Crujiente de melocotón y arándanos

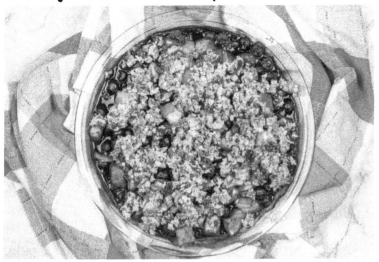

Porciones: 8

Ingredientes

- 6 tazas de duraznos frescos, pelados y rebanados

- 2 tazas de arándanos frescos

- ⅓ taza más ¼ taza de azúcar moreno claro (mantener separado)

- 2 cucharadas de harina para todo uso

- 1 cucharada de canela, dividida

- 1 taza de avena de cocción rápida 3 cucharadas de aceite de maíz margarina

Direcciones

a) Precaliente el horno a 350 grados Fahrenheit.

b) Combine los duraznos y los arándanos en una fuente para hornear de 2 cuartos.

c) Combine 13 tazas de azúcar moreno, harina y 2 cucharadas de canela en un tazón pequeño. Mezcle los duraznos y los arándanos para combinar.

d) En un recipiente para mezclar, combine la avena, las 14 tazas restantes de azúcar morena y 1 cucharadita de canela. Corte la margarina hasta que se desmorone, luego espolvoree sobre la fruta.

e) Hornee durante 25 minutos, o hasta que la fruta esté blanda y la salsa burbujee.

86. Pastel de pelo de cacao

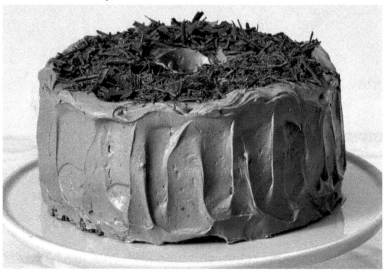

Porciones: 12

Ingredientes

- $\frac{3}{4}$ taza de harina, tamizada

- $\frac{1}{4}$ taza de cacao

- $\frac{1}{4}$ de taza) de azúcar

- 10 claras de huevo

- 1 cucharadita de cremor tártaro

- 1 taza de azúcar

Direcciones

a) Precaliente el horno a 350 grados Fahrenheit.

b) Tamizar juntos la harina, el cacao y 14 tazas de azúcar.

c) Batir las claras de huevo en un recipiente aparte hasta que estén espumosas. Batir la crema de tártaro hasta que esté firme pero no seca. 1 cucharada a la vez, incorpora la taza de azúcar.

d) Mezcla el extracto de vainilla. Agregue una pequeña cantidad de la mezcla de harina tamizada sobre la masa. Repita hasta que se haya utilizado toda la mezcla de harina.

e) Vierta la masa en un molde de tubo de 9 pulgadas que no haya sido engrasado y hornee por 45 minutos.

f) Para enfriar, invierta el molde y cuelgue el pastel boca abajo durante unas 12 horas después de sacarlo del horno.

87. Tarta de queso con requesón

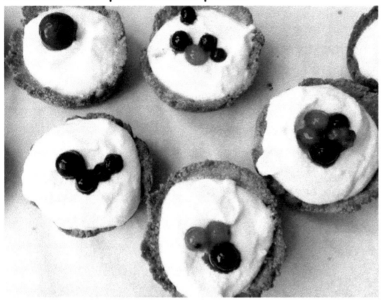

Porciones: 8

Ingredientes para la corteza

- ¼ taza de margarina dura

- 1 taza de migas de galleta graham bajas en grasa

- 2 cucharadas de azúcar blanca

- ¼ cucharada de canela

Ingredientes para pastel

- 2 tazas de requesón bajo en grasa, en puré

- 2 huevos

- 3 cucharadas de harina para todo uso

- 1 cucharadita de extracto de vainilla

- ⅔ taza de azúcar blanca O⅓ taza de mezcla de azúcar

Direcciones

a) Precaliente el horno a 325 grados Fahrenheit.

b) Derretir la mantequilla. Combine las migas de galleta graham, el azúcar y la canela en un tazón. Llene un molde con forma de resorte de 10 pulgadas hasta la mitad con la masa.

c) Mezcle el requesón en un procesador de alimentos.

d) Mezcle la leche, los huevos, la harina, la vainilla y el azúcar hasta que estén bien mezclados. Vierta la mezcla en la masa de pastel. Hornear durante 60 minutos en el horno.

88. Tarta de avena y calabaza

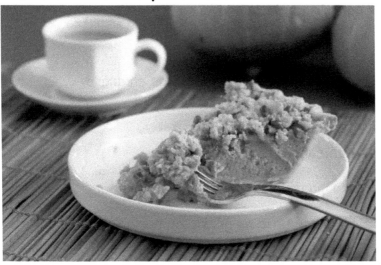

Porciones: 8

Ingredientes para la masa de tarta

- 1 taza de avena de cocción rápida

- $\frac{1}{4}$ taza de harina de trigo integral

- $\frac{1}{4}$ taza de almendras molidas

- 2 cucharadas de azúcar moreno

- $\frac{1}{4}$ cucharadita de sal

- 3 cucharadas de aceite vegetal

- 1 cucharada de agua

Ingredientes para el relleno de tarta

- $\frac{1}{4}$ taza de azúcar morena envasada O $\frac{1}{8}$ taza de mezcla de azúcar morena

- $\frac{1}{2}$ cucharadita de canela molida

- $\frac{1}{4}$ de cucharadita de nuez moscada molida

- $\frac{1}{4}$ cucharadita de sal

- 1 huevo batido

- 4 cucharaditas de vainilla

- 1 taza de calabaza enlatada

- $\frac{2}{3}$ taza de leche evaporada descremada

Direcciones

a) Precaliente el horno a 425 grados Fahrenheit.

b) En un tazón pequeño, combine la avena, la harina, las almendras, el azúcar y la sal.

c) Usando un tenedor o un batidor de alambre pequeño, emulsione el aceite y el agua en una taza medidora.

d) Combine el aceite y los ingredientes secos a fondo. Si es necesario, se puede agregar una pequeña cantidad de agua para mantener la mezcla unida.

e) Precaliente el horno a 350 °F y presione la masa en un molde para pastel de 9 pulgadas. Hornee durante 8 a 10 minutos, o hasta que estén ligeramente doradas. Reduzca la temperatura del horno a 350 grados Fahrenheit.

f) En un recipiente para mezclar, combine el azúcar, la canela, la nuez moscada y la sal. Mezcle los huevos y el extracto de vainilla para combinar los ingredientes.

g) Combine la calabaza y la leche en un tazón. Verter en la base de tarta que se ha preparado.

h) Hornee durante 45 minutos, o hasta que al insertar un cuchillo cerca de la mitad del pastel, éste salga limpio.

89. Helado de plátano texturizado

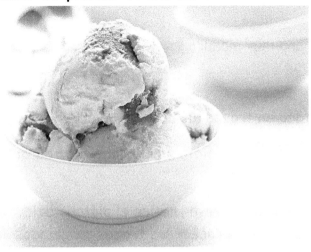

Porciones: 1

Ingredientes

- plátano mediano muy maduro

Direcciones

a) Corta el plátano en trozos después de pelarlo.

b) Congele los trozos en un plato en el congelador durante al menos una hora, sin tapar.

c) Cuando esté listo para servir, retire el plátano del congelador y mezcle o procese los trozos congelados hasta que quede suave, raspando los lados del recipiente según sea necesario.

d) La textura se volverá suave y cremosa a medida que los plátanos se descongelen un poco.

90. Mini bocaditos de brownie

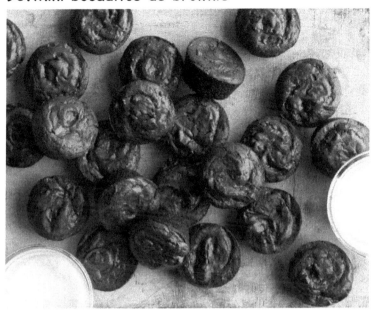

Porciones: 18

Ingredientes

- 1 taza de chispas de chocolate semidulce

- 1 lata de garbanzos, enjuagados y escurridos

- 2 huevos

- $\frac{1}{4}$ cucharadita de canela

- 2 cucharadas de cacao en polvo

- 1 cucharada de aceite vegetal

- 2 cucharaditas de extracto de vainilla

- $\frac{1}{2}$ taza de azúcar morena envasada o $\frac{1}{4}$ taza de mezcla de azúcar morena

- $\frac{1}{2}$ cucharadita de levadura en polvo

- $\frac{1}{2}$ cucharadita de sal

Direcciones

a) Precaliente el horno a 325 grados Fahrenheit. Engrasa una bandeja para mini muffins con aceite en aerosol.

b) En una cacerola a fuego medio bajo, derrita las chispas de chocolate. Revuelva hasta que todos los chips se hayan derretido. Eliminar de la ecuación.

c) Los garbanzos deben enjuagarse y escurrirse. Mezcla todo junto en una licuadora. Mezcle hasta que quede completamente suave. A excepción del chocolate, combine todos los demás ingredientes en una licuadora. Mezcla. Mezcle el chocolate derretido hasta que la masa esté espesa y bien mezclada.

d) Llene los moldes para muffins pequeños hasta la mitad con la masa de brownie.

e) Hornee por 20 minutos.

f) Deje los brownies a un lado para que se enfríen durante unos minutos antes de retirarlos de la sartén y colocarlos en una rejilla para enfriar.

91.Galleta de fresa

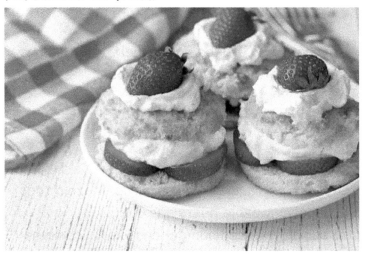

Porciones: 12

Ingredientes

- 2 pintas de fresas, lavadas, peladas y cortadas por la mitad

- $\frac{1}{2}$ taza de mermelada de fresa

- $\frac{1}{4}$ taza de miel

- 1 cucharada de jugo de limón

- 3 tazas de cobertura batida sin grasa

- 1 pan de bizcocho sin grasa, cortado en 12 piezas

Direcciones

a) Reserva unas cuantas fresas para servir como guarnición.

b) En un recipiente mediano, combine bien las fresas, las conservas, la miel y el limón.

c) En un plato de postre, coloque 1 rebanada de bizcocho.

d) Termine con una cucharada de cobertura batida y una pizca de mezcla de fresas.

e) Sirva inmediatamente después de decorar con fresas.

92. Macarrones de almendra y albaricoque

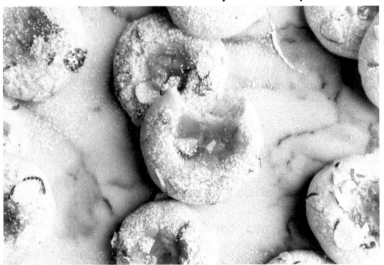

Porciones: 16

Ingredientes

- 2 cucharadas de harina de pastel de matzá

- $\frac{3}{4}$ taza de almendras blanqueadas enteras

- $\frac{3}{4}$ taza de harina de pastel de matzá

- $\frac{3}{4}$ taza de azúcar O $\frac{3}{8}$ taza de mezcla de azúcar

- $\frac{1}{2}$ taza de albaricoques secos picados

- 1 cucharadita de cáscara de naranja rallada

- $\frac{1}{2}$ cucharadita de extracto de almendras 3 claras de huevo grandes

Direcciones

a) Precaliente el horno a 325 grados Fahrenheit. Espolvoree 2 cucharadas de harina de pastel de matzá en una bandeja para hornear forrada con papel pergamino.

b) En un procesador de alimentos, triture las almendras de 3 a 4 veces o hasta que estén finamente picadas.

c) En una taza medidora seca, coloque con una cuchara ligeramente 34 tazas de harina de pastel de matzá; nivelar con un cuchillo.

d) Pulse las almendras de 3 a 4 veces o solo hasta que se mezclen con 34 tazas de harina de pastel de matzá, el azúcar y los ingredientes restantes. Será una mezcla pegajosa.

e) Divida la masa en 16 porciones con las manos espolvoreadas con harina de matzá.

f) Haga una forma de pera enrollando cada parte en una bola y juntando las partes superiores.

g) Coloque en una bandeja para hornear que ha sido preparada.

h) Hornea durante 20 minutos o hasta que estén ligeramente doradas.

93. Tarta helada de zanahoria

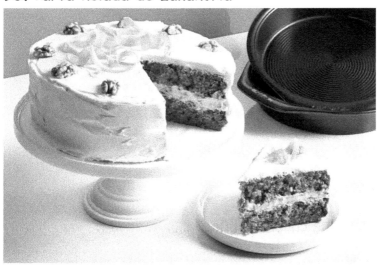

Porciones: 16

Ingredientes

- ½ taza de nueces picadas

- Lata de 20 onzas de piña triturada

- 2 tazas de harina integral

- 2 cucharaditas de bicarbonato de sodio

- ½ cucharadita de sal

- 2 cucharaditas de canela molida

- 6 claras de huevo o ¾ taza de sustituto de huevo sin colesterol

- 1 taza de azúcar O ½ taza de mezcla de azúcar

- ¾ taza de suero de leche sin grasa

- ½ taza de aceite de canola

- 1 cucharadita de extracto de vainilla

- 2 tazas de zanahorias ralladas (4-6 medianas)

- Crema

Direcciones

a) Precaliente el horno a 350 grados Fahrenheit.

b) En un molde para hornear pequeño, tueste las nueces en el horno hasta que estén fragantes.

c) Presione los sólidos de la piña en un tamiz colocado sobre un recipiente. Se debe guardar la piña escurrida y 14 tazas de jugo.

d) En un recipiente mediano, combine la harina, el bicarbonato de sodio, la sal y la canela.

e) En un recipiente grande para mezclar, mezcle los huevos, el azúcar, el suero de leche, el aceite, la vainilla y las 14 tazas de jugo de piña reservado hasta que estén bien combinados.

f) Combine la piña y las zanahorias en un tazón para mezclar.

g) Mezcle los ingredientes secos con una espátula de goma hasta que estén apenas combinados. Agregue las nueces y mezcle bien.

h) Raspe la masa en el molde preparado y distribúyala uniformemente. Hornee durante 45 minutos, o hasta que la parte superior del pastel salte hacia atrás cuando se toque ligeramente. Dejar enfriar.

i) Mientras tanto, coloque el coco en una bandeja para hornear pequeña y áselo a 300 grados durante 5 a 10 minutos, revolviendo varias veces.

j) En un tazón, bata el queso crema, el azúcar glas y la vainilla con una batidora eléctrica hasta que quede suave y cremoso.

k) Después de que el pastel se haya enfriado, extienda la formación de hielo en la parte superior. El coco se debe espolvorear encima.

94. Muffin de pasas sin aceite

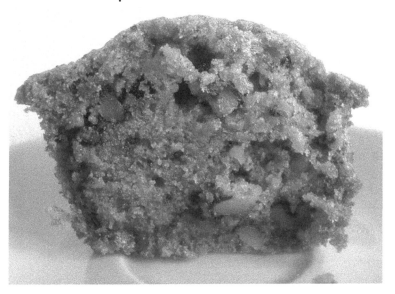

Porciones: 10

Ingredientes

- 2 claras de huevo
- $\frac{1}{2}$ taza de leche descremada
- $\frac{1}{3}$ taza de zanahorias ralladas
- $1\frac{1}{2}$ taza de harina de trigo integral
- $\frac{1}{4}$ taza de azúcar moreno
- $\frac{1}{4}$ taza de melaza
- 2 cucharaditas de polvo de hornear
- $\frac{1}{2}$ taza de pasas

Direcciones

a) Precaliente el horno a 400 grados Fahrenheit. Se deben usar forros de papel para forrar moldes para muffins.

b) En un tazón, mezcle las claras de huevo, la leche y las zanahorias. Mezcle la harina, el azúcar moreno, la melaza y el polvo de hornear hasta que se humedezcan. Agregue las pasas y mezcle bien. La masa tendrá una textura grumosa.

c) Llene los moldes para muffins 2/3 de su capacidad con la masa. Hornear durante 20 minutos en el horno.

d) Retire de la sartén lo antes posible.

95. Muffins de salvado de plátano

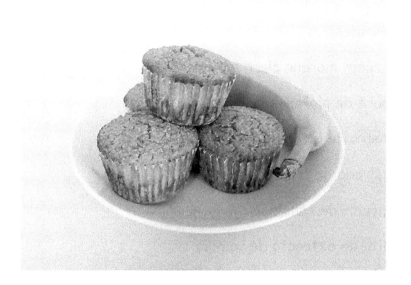

Porciones: 12

Ingredientes

- 2 huevos grandes

- ⅔taza de azúcar morena clara empacada

- 1 taza de puré de plátanos maduros

- 1 taza de suero de leche

- 1 taza de salvado de trigo sin procesar

- ¼ taza de aceite de canola

- 1 cucharadita de extracto de vainilla

- 1 taza de harina integral

- ¾ taza de harina para todo uso

- 1 ½ cucharaditas de polvo de hornear

- ½ cucharadita de bicarbonato de sodio

- ¼ cucharadita de sal

- ½ cucharadita de canela molida

- ½ taza de chispas de chocolate (opcional)

- ⅓taza de nueces picadas (opcional)

Direcciones

a) Precaliente el horno a 400 grados Fahrenheit. Rocíe 12 moldes para muffins con spray antiadherente para cocinar.

b) En un recipiente mediano, mezcle los huevos y el azúcar moreno hasta que quede suave. En un tazón grande, combine los plátanos, el suero de leche, el salvado, el aceite y el extracto de vainilla.

c) En un tazón grande, combine la harina de trigo integral, la harina para todo uso, el polvo de hornear, el bicarbonato de sodio, la sal y la canela.

d) Agregue los ingredientes húmedos y bata brevemente con una espátula de goma para humedecer los ingredientes secos.

e) Si lo usa, agregue las chispas de chocolate.

f) Vierta la masa en los moldes para muffins que se han preparado.

g) Hornee los panecillos durante 15 a 25 minutos, o hasta que la parte superior esté dorada y salte hacia atrás cuando se toca ligeramente.

h) Afloja los bordes de los muffins y transfiérelos a una rejilla para que se enfríen un poco antes de servir.

i) Espolvorear nueces por encima.

96. Pastelitos De Tarta De Queso

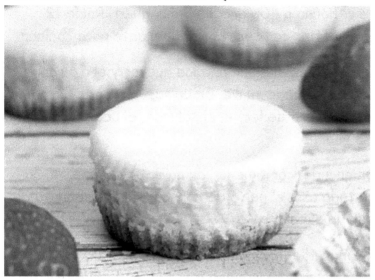

Rendimiento: 12 porciones

Ingredientes

- 12 galletas de jengibre

- 8 onzas de queso crema bajo en grasa

- 1/4 taza de azúcar

- 1 cucharadita de extracto de vainilla

- 6 onzas de yogur griego de vainilla sin grasa

- 2 cucharaditas de ralladura de naranja

- 2 claras de huevo

- 1 cucharada de harina para todo uso

Direcciones:

a) Precaliente el horno a 350 grados Fahrenheit.

b) En cada molde para cupcakes, coloque una galleta de jengibre.

c) Usando una batidora eléctrica, bata suavemente el queso crema, el azúcar y la vainilla hasta que quede suave.

d) En un recipiente aparte, mezcle el yogur, la ralladura de naranja, las claras de huevo y la harina hasta que estén apenas mezclados.

e) Vierta la mitad de la masa en moldes para muffins.

f) Hornee durante 20-25 minutos, o hasta que casi cuaje en el centro.

g) Refrigere durante al menos 1 hora después de enfriar a temperatura ambiente. Atender.

97. Patatas dulces a la florentina

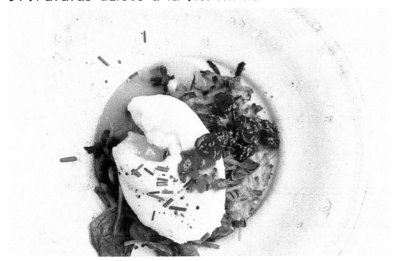

Rendimiento: 4 porciones

Ingredientes

- 4 batatas medianas
- 2 paquetes de 10 onzas de espinacas
- 1 cucharada de aceite de oliva
- 1 chalota, picada
- 2 dientes de ajo, picados
- 6 tomates secados al sol, cortados en cubitos
- 1/4 cucharadita de sal
- 1/4 cucharadita de pimienta negra
- 1/4 cucharadita de hojuelas de pimiento rojo
- 1/2 taza de queso ricotta parcialmente descremado

Direcciones:

a) Precaliente el horno a 400 grados Fahrenheit.

b) Coloque las batatas en una bandeja para hornear preparada después de perforarlas con un tenedor.

c) Hornee durante 45-60 minutos, o hasta que las papas estén cocidas. Deje tiempo para que se enfríe.

d) Parta las patatas por la mitad con un cuchillo y esponje la pulpa de la patata con un tenedor, luego reserve.

e) En una sartén grande, caliente el aceite a fuego medio. Cocine durante 2-3 minutos, o hasta que los chalotes se ablanden.

f) Cocine por otros 30 segundos, o hasta que el ajo esté aromático.

g) En un tazón grande, combine las espinacas escurridas, los tomates, la sal, la pimienta negra y las hojuelas de pimiento rojo. Cocine por otros 2 minutos.

h) Retire del fuego y deje enfriar.

i) Incorpora el queso ricotta a la mezcla de espinacas.

j) Sirva la mezcla de espinacas encima de las balalas divididas. ¡Disfrutar!

98. Muffins de Zanahoria

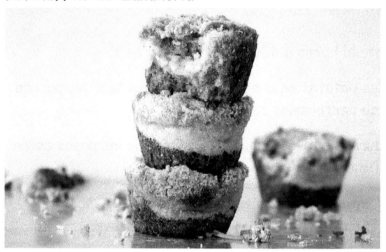

Rendimiento: 24 porciones

Ingredientes

a) 2 1/4 tazas de avena pasada de moda

b) 1 taza de harina de trigo integral

c) 1/2 taza de linaza molida

d) 2 cucharaditas de canela

e) 1/2 cucharadita de nuez moscada

f) 1/2 cucharadita de bicarbonato de sodio

g) 1/2 cucharadita de sal

h) 1 taza de puré de manzana sin azúcar

i) 1/2 taza de miel o jarabe de arce puro

j) 1 huevo grande

k) 2 cucharaditas de extracto de vainilla

l) 1/4 taza de mantequilla sin sal, derretida

m) 2 zanahorias medianas, ralladas

n) 1 manzana grande, rallada

Direcciones:

a) Precaliente el horno a 350 grados Fahrenheit.

b) Cubra dos moldes para hornear con papel pergamino.

c) Combine la avena, la harina, la linaza, la canela, la nuez moscada, el bicarbonato de sodio y la sal en un plato grande para mezclar.

d) Combine el puré de manzana, la miel, el huevo y el extracto de vainilla en un recipiente mediano. Derretir la mantequilla y agregarla a la mezcla.

e) Combine los componentes húmedos y secos revolviéndolos juntos. En un tazón grande, combine las zanahorias ralladas y la manzana.

f) Coloque la masa en una bandeja para hornear preparada y aplánela con una medida de 1/4 de taza.

g) Hornee durante 14-15 minutos, o hasta que esté ligeramente dorado y listo. Dejar que se enfríe antes de servir.

99. pastel de postre de melocotón

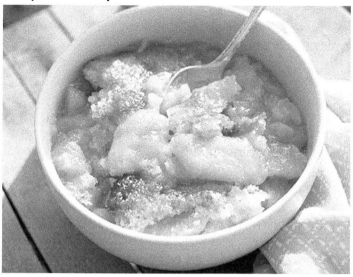

10 porciones

Ingredientes

- 2/3 taza de Splenda, granulada

- 1/3 taza de azúcar

- 1 taza de harina

- 2 cucharaditas de polvo de hornear

- 1 taza de leche descremada

- 214 onzas latas de duraznos en rodajas endulzados

- 4 cucharadas de margarina light en bote

Direcciones:

a) En una fuente para hornear de 9 x 13", derrita la margarina.

b) En un recipiente para mezclar, mezcle el Splenda, el azúcar, la harina y el polvo de hornear.

c) Mezcle la leche descremada hasta que esté bien combinado.

d) Ponga la margarina restante encima de la mezcla en la fuente para hornear.

e) Vierta los duraznos sobre la masa.

f) Hornee durante 30-35 minutos a 400°F.

100. Pastel de café saludable para el corazón

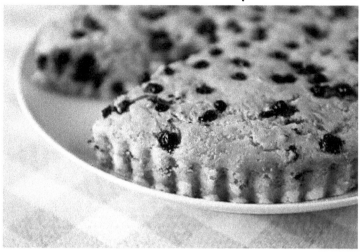

Ingredientes

- 1/2 taza de margarina blanda saludable para el corazón, suavizada

- 4 onzas. queso crema sin grasa

- 1 taza de azúcar

- 1 huevo

- 1 taza de harina para todo uso

- 1 cucharadita de polvo de hornear

- 1/2 cucharaditas de sal

- 1 cucharadita de extracto de vainilla

- 2 taza de arándanos

- Spray para cocinar

- 2 cucharadas de azúcar

- 1 cucharadita de canela molida

Direcciones:

a) Usando una batidora eléctrica, mezcle la margarina y el queso crema hasta que quede suave.

b) Agregue 1 taza de azúcar gradualmente, batiendo bien después de cada adición. Añade el huevo y mézclalo bien.

c) En un recipiente aparte, combine la harina, el polvo de hornear y la sal; incorporar a la mezcla de margarina. Vierta el extracto de vainilla. Por último, incorpora las bayas.

d) Precaliente el horno a 350 °F y cepille un molde para pasteles de 9 pulgadas con aceite en aerosol; vierta la masa en la sartén.

e) Espolvorear el azúcar y la canela sobre la masa.

f) Hornee durante 1 hora y luego enfríe sobre una rejilla.

CONCLUSIÓN

A medida que reduce el consumo de alimentos procesados con alto contenido de sodio, puede notar que los alimentos tienen un sabor diferente. Puede tomar tiempo para que su paladar se adapte. Pero una vez que lo hace, es posible que prefiera la forma DASH de comer. ¡Este recetario, con sus deliciosas recetas, te lo pondrá fácil!

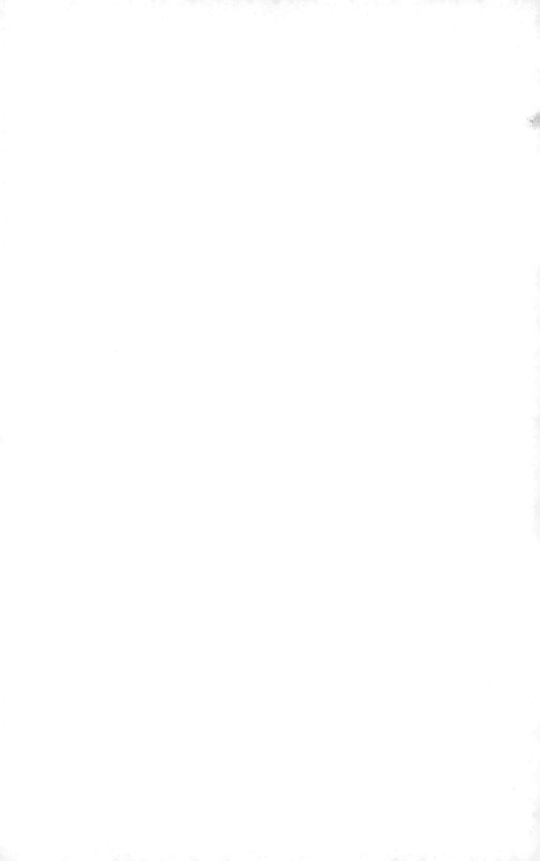